Pfitzner • Bewegungsspiele für Senioren

Tina Pfitzner

Bewegungsspiele für Senioren

2. Auflage

Limpert Verlag Wiebelsheim

Die Ratschläge in diesem Buch sind von der Autorin und dem Verlag sorgfältig erwogen und geprüft, dennoch kann keine Garantie übernommen werden. Eine Haftung der Autorin bzw. des Verlages und seiner Beauftragten für Personen-, Sach- und Vermögensschäden ist ausgeschlossen.

Bibliografische Information der Deutschen Nationalbibliothek
Die Deutsche Nationalbibliothek verzeichnet diese Publikation in der Deutschen Nationalbibliografie; detaillierte bibliografische Daten sind im Internet über http://dnb.d-nb.de abrufbar.

2. Auflage 2017

www.limpert.de

Umschlagbilder: Marie Louise Vogel, Frankfurt; Tomaz Levstek/iStockphoto
Zeichnungen: Scott Krausen, Mönchengladbach
Druck und Verarbeitung: Korrekt Nyomdaipari Kft., Ungarn
Printed in Europe
ISBN 978-3-7853-1938-3

Inhaltsverzeichnis

Vorwort

Wir hören nicht auf zu spielen, weil wir älter werden,
sondern wir werden alt, weil wir zu spielen aufhören.
(George Bernard Shaw)

„Wer rastet, der rostet", sagt der Volksmund – und das bedeutet, dass körperliche Aktivität den Menschen gesund und fit hält. Für ein allgemeines geistig-seelisches und körperliches Wohlbefinden spielt allerdings nicht nur die körperliche, sondern auch die geistige Fitness eine wichtige Rolle. Das gilt längst als wissenschaftlich erwiesen, und es braucht nicht viel, um sich selbst davon zu überzeugen. Bewegungsspiele sind eine geeignete Form der ganzheitlichen Aktivierung, die auch das Gedächtnis mit einbezieht.

Grundsätzlich kann jeder, egal in welchem Alter, jeden Sport treiben. Es kommt dabei lediglich auf die „seniorenfreundliche" Aufbereitung der Bewegungsangebote an. So müssen auch Spiele, als Elemente einer Übungsstunde, individuell an die Bedürfnisse der Älteren angepasst werden. Mit dem vorliegenden Buch werden bewährte und abwechslungsreiche Bewegungsspiele für Menschen im fortgeschrittenen Lebensalter vorgestellt, die variabel auf die speziellen Bedürfnisse innerhalb einer Gruppe abgestimmt werden können.

Dieses Buch wendet sich an ÜbungsleiterInnen und TrainerInnen im Seniorensport sowie an MitarbeiterInnen in der Altenarbeit, die auf der Suche nach Spielideen, Varianten und Anregungen sind, um Abwechslung in ihre Bewegungsprogramme zu bringen.

Die Ideen zu dieser Spielesammlung habe ich überwiegend während meiner jahrelangen Tätigkeit als Übungsleiterin, als Aus- und Fortbildungsreferentin im Niedersächsischen Turnerbund sowie als Dozentin in der Altenpflege gesammelt und mit Anregungen aus Büchern und Fachzeitschriften ergänzt. Da sich Spielideen im Laufe der Zeit immer weiter entwickeln, verändern und vermischen, ist die Herkunft leider oft nicht eindeutig erkennbar. Den vielen bekannten und unbekannten UrheberInnen und IdeenlieferantInnen sei an dieser Stelle herzlich gedankt. Mein Dank gilt außerdem all den vielen MitstreiterInnen und KollegInnen, deren Ideen und wertvolle Anregungen ganz entscheidend zur Entstehung dieser Spielesammlung beigetragen haben. Ein Dankeschön auch an die TeilnehmerInnen der Gruppen, die sich immer wieder auf neue Spielvarianten eingelassen und bei der Erprobung geduldig mitgewirkt haben.

Und nun: Viel Spaß und gutes Gelingen.

Tina Pfitzner

Aus Gründen der besseren Lesbarkeit wird im Folgenden grundsätzlich die männliche Schreibweise verwendet. Bitte habt Verständnis, liebe Leserinnen.

Einführung

Der Anteil der Älteren an der Gesamtbevölkerung nimmt in unserer Gesellschaft rasant zu. Durch die im Laufe der letzten Jahre immer frühere Beendigung der Berufstätigkeit und die allgemeine Zunahme der Lebenserwartung kommt es in unserer Gesellschaft zu einer deutlich längeren Phase des Seniorendaseins ohne Erwerbstätigkeit.

Obwohl in allen Bevölkerungsgruppen ein gestiegenes Gesundheitsbewusstsein zu verzeichnen ist, gibt es zahlreiche Studien, die insbesondere bei Älteren einen zunehmenden Bewegungsmangel belegen. Wir wissen, dass vorrangig Erkrankungen des Herz-Kreislaufsystems und des Stoffwechselsystems sowie degenerative Erkrankungen des Bewegungsapparates ein vorzeitiges Altern fördern. Dass körperliche Aktivität in Bezug auf zahlreiche chronische Erkrankungen positive gesundheitliche Effekte hat, ist unbestritten. Auch die positiven Wirkungen von Bewegung auf die Leistungsfähigkeit des Gehirns und das psychische Wohlbefinden gelten als wissenschaftlich erwiesen. Dabei ist der positive Effekt, den soziale Kontakte und die Freude am gemeinsamen Tun haben, nicht zu unterschätzen.

Kaum eine Zielgruppe ist so heterogen wie die Gruppe der „Älteren". Neben den leistungsstarken und fitten Älteren gibt es sowohl die nicht bzw. noch nicht belastbaren Neu- oder Wiedereinsteiger als auch die Bewegungseingeschränkten/Hochaltrigen. Stundeninhalte auf die Fähigkeiten und Bedürfnisse der Teilnehmer einer Älterengruppe anzupassen ist daher eine große Herausforderung für die Übungsleiter, aber unbedingt erforderlich. Bewegungsspiele eignen sich wegen ihrer vielfältigen positiven Effekte und der individuellen Anpassbarkeit ganz besonders für die Gestaltung von Übungsstunden mit Älteren. Ein umfangreiches Repertoire geeigneter Spiele und Spielvarianten ist daher für den Übungsleiter ein großer Vorteil.

Zur Bedeutung des Sporttreibens für Ältere

Die besten Voraussetzungen, ein hohes Alter bei verhältnismäßig guter Gesundheit zu erreichen, bietet ein lebenslanges Sporttreiben, das bis ins hohe Alter fortgeführt wird. Allerdings ist es auch nie zu spät, damit zu beginnen. Auch ältere Neueinsteiger können von körperlicher Aktivität noch erheblich profitieren. Zwar nimmt die Leistungsfähigkeit ab, je älter man wird, die Anpassungsfähigkeit an körperliche Belastung und damit die Trainierbarkeit jedoch bleibt bis ins hohe Alter erhalten.

Für viele Ältere ist die Teilnahme an den klassischen Seniorensportangeboten der Sportvereine aufgrund eingeschränkter Mobilität nicht möglich. Außerdem verbinden insbesondere Neueinsteiger (Menschen, die bisher noch keine positive Erfahrung durch Sport gemacht haben) mit einem Vereinsangebot in einer Sporthalle häufig Begriffe wie Leistungsdruck, starke Beanspruchung und Wettkampf. Mit alternativen Räumlichkeiten lassen sich die daraus entstehenden Bedenken und Hemmungen reduzieren. Um die Zielgruppe der Älteren besser zu erreichen, hat in vielen Sportvereinen bereits ein Umdenken stattgefunden. Viele Vereine arbeiten im Seniorenbereich inzwischen zum Beispiel mit Kommunen, Kirchengemeinden und Wohlfahrtsverbänden zusammen. Das bedeutet, die Teilnehmer kommen nicht in die Sporthalle, sondern der Übungsleiter geht zu ihnen in die Räume der jeweiligen Einrichtung. Als Fachverband für den Breitensport hat der Deutsche Turner Bund mit seinen Landesverbänden beispielsweise ein Kurskonzept zur Erhaltung von Selbstständigkeit im Alter und zur Vermeidung von Stürzen entwickelt. Dieses Beispiel soll nur eine der vielen Kooperationsmöglichkeiten zum Erreichen der oben beschriebenen Zielgruppe aufzeigen. Das Bewusstsein für regelmäßige körperliche Aktivitäten als wichtigen Teil eines gesunden Lebensstils bei (nicht nur) älteren Menschen zu stärken, bleibt zukünftig eine der wichtigen Aufgaben im organisierten Sport und der Politik.

„Es kommt nicht darauf an, dem Leben mehr Jahre zu geben, sondern den Jahren mehr Leben zu geben", so ein Zitat des französischen Nobelpreisträgers der Medizin, Alexis Carrel. Körperliche Aktivität zum

Erhalt und zur Verbesserung der körperlichen und geistigen Leistungsfähigkeit ist entscheidend für die Mobilität und damit für den Erhalt der Selbstständigkeit im Alter.

Zur Bedeutung des Spielens für Ältere

„Ein grundlegendes Element unserer Kultur ist das Spiel. Der Mensch ist ein Spieler – und ohne seine Lust und Fähigkeit zum Spielen hätten sich ganze Bereiche seiner Kultur nicht entwickelt", so der Kulturhistoriker Johan Huizinga in dem Buch „Vom Ursprung der Kultur im Spiel".

Eine Vielzahl von weiteren Zitaten bedeutender Gelehrter und Wissenschaftler sprechen dem Spiel eine enorme Bedeutung als wichtiges Element in der Kulturgeschichte des Menschen zu:

- „Wollte der Mensch immer nur ernst und fleißig sein und nicht auch dem Spiel sein Recht geben, so würde er ohne es zu merken entweder von Sinnen kommen oder ganz schlaff und müde werden!" (König Aramis, ca. 500 v.Chr.)

- „Beim Spiel kann man einen Menschen in einer Stunde besser kennenlernen als im Gespräch in einem Jahr." (Plato, 347 v.Chr.)

- „Der Mensch spielt nur, wo er in voller Bedeutung des Wortes Mensch ist, und er ist nur da ganz Mensch, wo er spielt." (Friedrich Schiller, 1795)

- „Es ist, als ob unsere Zivilisation den Anblick des Spielenden nicht mehr ertragen könne, weil sie in seinem zweckfreien Tun eine Form der Freiheit wittert, die ihr Konzept stört." (Friedrich Sieburg, 1954)

Immer wieder hört man auf Kongressen oder bei Übungsleiterfortbildungen zum Thema „Bewegungsspiele für Ältere" Bemerkungen wie: „Meine Teilnehmer spielen nicht gern" oder „Damit brauche ich den Leuten in meiner Gruppe gar nicht zu kommen". Kann es tatsächlich eine Abneigung gegen das Spielen geben? Wenn ja, woran mag das liegen? Möglicherweise spielt folgende Assoziationskette dabei eine Rolle: Spiel = Kind = unreif, albern. Oder liegt es am Wesen des Spiels an sich, zweck- und sinnfrei zu sein? Vielleicht verhindert die Angst davor, „kindisch" zu wirken, das Spaßhaben am Spielen. Gerade ältere Teilnehmer wollen sich altersgemäß verhalten und eben nicht albern oder verspielt wirken. Außerdem ist Spielen ja auch nicht immer nur ein friedliches Miteinander. Bei manchen Spielen wird um einen Sieg „gekämpft" – es gibt Gewinner und Verlierer.

Ist es denn wirklich so, dass Ältere weniger gern spielen als junge Menschen? Mitnichten! Man braucht nur einmal Seniorensportgruppen zu beobachten, die sich auf Spiele eingelassen und positive Erfahrungen gemacht haben. Spielen, Fröhlichkeit und Lachen sind an kein Alter gebunden.

Natürlich kommt es gerade in Seniorengruppen mit meist sehr heterogenem Leistungsvermögen darauf an, geeignete Spielformen auszuwählen und die Spielregeln individuell anzupassen. Außerdem sollte der Übungsleiter selbst Spaß und Freude am Spiel haben und diese demonstrieren. Hemmschwellen oder Berührungsängste der Teilnehmer sollten immer ernst genommen und berücksichtigt werden. Wenn ein Teilnehmer nicht mitspielen möchte, ist das völlig in Ordnung. Spielen soll immer freiwillig sein!

Vom Umgang mit „Spielemuffeln"

Ein Erfahrungsbericht: In einer Vereinsgruppe (Männer und Frauen – 60plus) wollte ich mit den klassischen Memorykarten (6 x 6 cm kleine Kärtchen mit bunten Motiven) ein Staffelspiel durchführen. Beim Memoryspiel geht es darum, nach bestimmten Regeln zwei gleiche Bilder aufzudecken. Von den 60- bis 80-jährigen Teilnehmern waren vor allem die Männer der Meinung, dass es sich bei diesem Staffelspiel ganz klar um Kinderkram handele. Mitgespielt haben dann aber doch alle, vielleicht weil sich niemand die Blöße geben wollte. Mal abgesehen davon, dass die Herren die eine oder andere abgesprochene Spielregel einfach ignorierten, sah es mit ihrer Merkfähigkeit längst nicht so gut aus wie bei den Damen. Na, dachte ich, hoffentlich haben die Herren jetzt nicht endgültig die Nase voll vom Thema Spiele spielen. Die Redewendung „das Kind im Manne" fiel mir ein. Nur, wie sollte ich dieses „Kind im Manne" aufwecken?

Ich, in der Rolle der motivierten und spielbegeisterten Übungsleiterin, sah mich kaum in der Lage, an dieser Stelle das Blatt noch zu wenden. Spaß, positive Emotionen und am besten noch ein Sieg für die Herren, das wäre nun genau das Richtige gewesen. Es kam aber alles anders als geplant. Anstatt des ursprünglich geplanten zweiten Durchgangs haben wir dann eine der Gruppe bekannte Memory-Variante „Reifen Memory" gespielt und es wurde für alle doch noch eine angenehme Erfahrung.

Einige Wochen später startete ich einen neuen Versuch. Gleiche Gruppe, gleiche Spielidee – nur die kleinen bunten Spielkarten hatte ich durch Bierdeckel ersetzt. Die Bierdeckel waren auf einer Seite mit roter Folie beklebt. Die Memory-Paare bestanden jetzt aus Motiven bekannter Biermarken. Und siehe da, plötzlich handelte es sich keinesfalls mehr um „Kinderkram".

Und die Moral von der Geschichte:

1. Gehe kreativ auch mit den Spielideen aus diesem Buch um.
2. Passe die Ideen und das Material der jeweiligen Gruppe an.
3. Lasse Dich nicht unterkriegen.

Eine schöne Möglichkeit, die nur wenig Arbeitsaufwand bedeutet und besondere Interessen innerhalb einer Gruppe berücksichtigt, ist folgende: Man nehme zwei gleiche Fachmagazine, Zeitungen, Kataloge, Werbebeilage oder Ähnliches. Mit einer Schablone werden daraus jeweils zwei gleiche Motive ausgeschnitten und auf vorbereitete Pappstücke geklebt. Fertig ist das ganz individuelle Memoryspiel.

Ich hörte von einer begeisterten Männer-Gymnastikgruppe, welche die Memory-Staffel total klasse fand. Die Übungsleiterin hatte die Vereinsembleme der 1. Fußballbundesliga als Motiv gewählt. Tolle Idee, oder?

Ich hoffe, dass ihr mit Kreativität, Spielfreude und Rücksicht auf die Fähigkeiten, Interessen und Neigungen eurer Gruppen den einen oder anderen „Spiele-Muffel" dazu bekommt, sich aufs Spielen einzulassen.

Vermittlung der Spielregeln

Bei jedem neuen Spiel müssen die Teilnehmer zuerst die Spielregeln begreifen und verstehen. Am schnellsten lernen die Teilnehmer, wenn sie aktiv werden. Der Spielleiter sollte die Regeln möglichst kurz, klar und einfach erläutern. Anschließend kann er klären, ob es vonseiten der Teilnehmer noch Fragen gibt. Wenn alle wesentlichen Regeln verstanden wurden, sollte das Spiel einfach beginnen. Während eines „Probedurchgangs" werden die Spielregeln dann vom Spielleiter und den Spielenden gemeinsam ergänzt. Wünsche, Ideen und Anregungen der Teilnehmer sollten dabei vom Spielleiter aufgegriffen und wenn möglich umgesetzt werden. Für das Gelingen und den Spaß am Spiel ist es wichtig, dass nach dem „Probedurchgang" alle Teilnehmer die Spielregeln verstanden haben. Bei manchen Spielen kann es sinnvoll sein, die Spieleerklärung mit vorbereiteten Zeichnungen zu unterstützen. Andere Spiele werden am besten durch das Vormachen des Spielleiters erklärt.

Auch während des Spiels können die Regeln noch verändert und an die Fähigkeiten und Bedürfnisse der Teilnehmer angepasst werden. Insbesondere Regelveränderungen zur Förderung schwächerer Teilnehmer sollten vom Spielleiter initiiert und gegebenenfalls durchgesetzt werden.

Die Frage nach der Spieldauer ist meistens nicht mit einer Zeitangabe zu beantworten. Natürlich gibt es Spiele, die recht zeitaufwendig sind, und solche, die in wenigen Minuten gespielt werden können. Manche Spiele enden, wenn ein Ziel erreicht oder eine vereinbarte Punktzahl erspielt wurde. Wann genau der Spielleiter ein Spiel beenden sollte bzw. wie viele Spieldurchgänge gespielt werden, ist unter anderem abhängig von der Zielsetzung des Spiels. In jedem Fall sollte der Spielleiter nicht warten, bis die Spieler keine Lust mehr haben, sondern besser vorher eine Gelegenheit abpassen, um das Spiel zu beenden. Im Zweifelsfall gilt die Regel: „Aufhören, wenn es am schönsten ist."

Das Gelingen der meisten Spiele ist davon abhängig, dass die vereinbarten Spielregeln von allen Beteiligten eingehalten werden. Ohne das Einhalten von Spielregeln ergibt das Spiel für viele Teilnehmer ganz einfach keinen Sinn. Darum sollte der Spielleiter die Spieler und den Spielverlauf aufmerksam beobachten und gegebenenfalls einschreiten. Dabei gilt, wie so häufig, „der Ton macht die Musik". Also, nicht zu streng, sondern auf eine freundliche und lockere Weise auf die Regeln hinweisen. Allerdings gibt es sicherlich auch die eine oder andere Spielsituation, bei der es sinnvoll sein kann, einfach mal großzügig über eine Regelverletzung hinweg zu sehen.

Die Freude am Miteinander und der Spaß am Spiel sollten immer im Vordergrund stehen.

Risiken und Gefahren bei Bewegungsspielen mit Älteren

Der Prozess des Alterns verläuft individuell – das heißt, Fähigkeiten und Funktionsbereiche entwickeln sich während des Alterns sehr unterschiedlich. Es lassen sich allerdings einige generelle Aussagen über ganz normale altersbedingte Veränderungen treffen. Dazu gehören unter anderem:

- nachlassende Muskelkraft
- nachlassende Elastizität der Muskeln und Sehnen
- eingeschränkte Bewegungsfähigkeit durch Veränderungen des aktiven und passiven Bewegungsapparates
- verringerte Koordinationsfähigkeit
- verlängerte Reaktionszeiten
- nachlassende Seh- und Hörfähigkeit
- nachlassende Gedächtnisleistung

Das bedeutet nicht, dass sich bei jedem älteren Menschen irgendwann zwangsläufig die oben beschriebenen Veränderungen bemerkbar machen werden. Nur die Wahrscheinlichkeit, diese Einbußen zu erleiden, steigt mit zunehmendem Alter. Ab wann und in welcher Form diese normalen biologischen Veränderungen auftreten, hängt von einer Reihe zusätzlicher Faktoren ab. An dieser Stelle soll darauf nicht im Einzelnen eingegangen werden, soviel sei aber unbedingt erwähnt: Eine lebenslange sportliche Aktivität, soziale Kontakte und die Bereitschaft zu einem aktiven Leben im höheren Alter wirken sich günstig auf die allgemeine Leistungsfähigkeit im Alter aus.

Außerdem müssen eine Reihe von Krankheiten, die im höheren Alter häufig zu finden sind bei sportlichen Aktivitäten mit Älteren besonders berücksichtigt werden. Dazu gehören unter anderem Erkrankungen der Gelenke, Herzerkrankungen, Krankheiten der Blutgefäße, Hirngefäßerkrankungen, Stoffwechselerkrankungen sowie Krankheiten des Nervensystems. Um die Risiken für Teilnehmer mit diesen oder ähnlichen Krankheitsbildern so weit wie möglich einzuschränken, sind regelmäßige ärztliche Untersuchungen unbedingt erforderlich.

Die erwähnten altersbedingten Beeinträchtigungen und die damit verbundene eingeschränkte Leistungsfähigkeit der Teilnehmer in Älterengruppen können zu einem erhöhten Verletzungsrisiko bei Bewegungsspielen führen. Die für die jeweilige Gruppe geeignete Spielvariante muss daher vom Spielleiter sorgfältig geplant und individuelle Einschränkungen der Teilnehmer müssen berücksichtigt werden. Schnelligkeits- und Schnellkraftbeanspruchungen sowie Spiele mit erhöhter Sturzgefahr sollten entweder grundsätzlich vermieden oder aber an die Leistungsfähigkeit und die Bedürfnisse der Teilnehmer angepasst werden.

Die mit zunehmendem Alter nachlassende Leistung der Sinnesorgane kann bei Bewegungsspielen ein erhöhtes Verletzungsrisiko darstellen. So können Einschränkungen der Hör- und Sehfähigkeit beispielsweise zu Zusammenstößen der Teilnehmer führen. Der aufmerksame Übungsleiter wird entsprechende Vorsichtsmaßnahmen treffen und bei der Kommunikation mit der Gruppe ganz besonders auf seine Stellung zu den Teilnehmern mit eingeschränkter Hör- und/oder Sehfähigkeit achten.

Auch bei der Auswahl geeigneter Spielgeräte lassen sich Verletzungsrisiken einschränken. Um Verletzungen der Finger- und Handgelenke sowie der Füße zu vermeiden, sollten bei Ballspielen zu harte Bälle grundsätzlich vermieden und besser Softbälle verwendet werden.

Eine weitere Gefährdung können extreme Wetterlagen bzw. klimatische Verhältnisse darstellen. Bei Hitze, besonders hoher Luftfeuchtigkeit oder hoher Luftbelastung durch Ozon sollte auf starke Belastung verzichtet und unbedingt auf ausreichende Versorgung mit Flüssigkeit geachtet werden.

Und nicht zuletzt kann der Teilnehmer für sich selbst zu einem Risiko werden. Vor lauter Spieleeifer kann es leicht zu einer Fehl- oder Überschätzung der eigenen Leistungsfähigkeit kommen. Die Teilnehmer trauen sich zu viel zu und/oder werden unvorsichtig. Übereifrige Teilnehmer zu „bremsen" und deren Belastung zu steuern, sind Aufgaben des Spielleiters.

Verletzungsrisiken lassen sich einschränken durch:
- ausreichendes Aufwärmen
- Gefahrenquellen beachten und beseitigen
- auf geeignete Kleidung achten
- keine Maximalbelastung
- keine schnellkräftigen Aufgaben
- kein schnelles Abstoppen oder schnelle Richtungsänderungen
- keine statischen Kraftleistungen
- auf gute Atmung achten
- übereifrige Teilnehmer „bremsen"

Hinweise zur Benutzung des Buches

Mit Bewegungsspielen ist es wie mit Spielen allgemein: Sie werden ständig weiterentwickelt, verändert und miteinander vermischt. So kommt es nicht selten vor, dass eine alte Spielidee als neue Variante mit neuem und „modernem" Namen erscheint.

Eine „Zuordnung einzelner Spielgattungen („Verzweigungen") zum Ursprung („Stamm") der Bewegungsspiele" bildet der „Spielebaum" vom Bärbel Schöttler und Karsten Täger (Schöttler, 1998, S. 19) ab. Die Formen der Bewegungsspiele ließen sich nach den Grundformen der körperlichen Betätigungen zusammenfassen (Lagerstrom et al., 1983, S. 18). Auch eine Zuordnung nach den fünf zentralen Erfahrungsbereichen sportlicher Aktivität (Kraft, Ausdauer, Koordination, Beweglichkeit, Schnelligkeit) ist denkbar. Spielformen lassen sich allerdings nie eindeutig einem dieser Kennzeichen zuordnen.

Für die Spielideen in diesem Buch wurde eine Gliederung nach Schwerpunkten in der Zielsetzung gewählt:

- Aufwärmspiele
- Ausdauerspiele
- Koordinationsspiele
- Kooperationsspiele
- Geschicklichkeitsspiele
- Merk- und Denkspiele
- Abwärm- und Entspannungsspiele

Eine überschneidungsfreie Einordnung oder Abgrenzung der Spielideen ist aber auch bei dieser Gliederung kaum möglich.

Damit für den jeweiligen Zweck bzw. die jeweilige Zielsetzung ein geeignetes Spiel schnell und einfach zu finden ist, ist im Anhang des Buches eine tabellarische Übersicht abgedruckt. Die Tabelle wurde zusätzlich zu den oben genannten Gliederungspunkten um die Aspekte Konzentration, Wahrnehmung und Kommunikation ergänzt.

Die Piktogramme stehen für folgende Begriffe bzw. Rubriken:

 = Zielsetzung

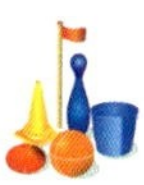 = Material

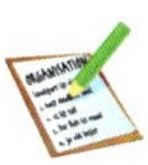 = Organisation

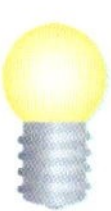 = Spielidee

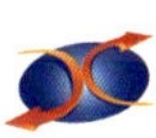 = Variationen

 = Hinweise

Aufwärmspiele

Aufwärmspiele sollen den Kreislauf anregen, die Gelenke mobilisieren und die Durchblutung der Muskulatur verbessern – insbesondere um Verletzungen vorzubeugen. Die Teilnehmer sollen sich spielerisch mit geringer bis mittlerer Intensität auf sportliche Aktivitäten vorbereiten.

Spiele eignen sich gut als Stundeneinstieg, weil sie den Teilnehmern die Möglichkeit geben, vom Alltag abzuschalten, und ihre Bewegungsbereitschaft wecken. Aufwärmspiele zu Beginn der Übungsstunde sollen die Teilnehmer motivieren, das gemeinschaftliche Wohlbefinden steigern und Lust auf Neues machen. Dabei ist darauf zu achten, dass es bei den Teilnehmern weder zu kurzen und starken Belastungen, noch zu einer Dauerbelastung kommt.

Bei Bewegungsangeboten für Senioren sollten über die körperlichen Aspekte hinaus auch noch soziale Gesichtspunkte berücksichtigt werden. Denn Aufwärmspiele als Stundeneinstieg bieten eine gute Möglichkeit der Kontaktaufnahme. Besonders geeignet sind Spielformen, die es möglich machen, dass die Teilnehmer miteinander ins Gespräch bzw. in Kontakt kommen wie z. B. beim Buchstabenlauf oder der Partnersuche.

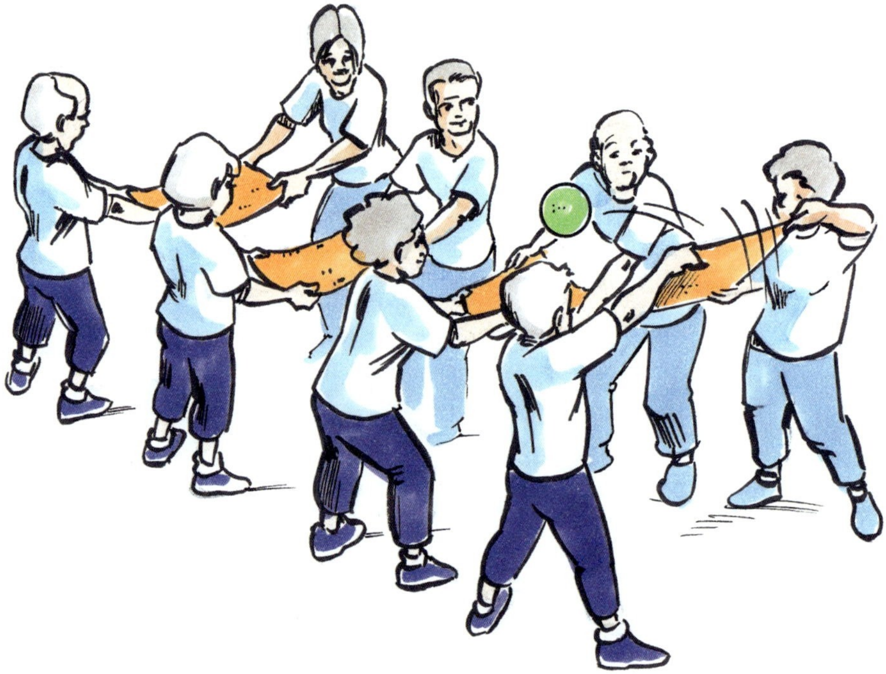

ABC-Staffel

- Erwärmung
- Denkfähigkeit
- Kreativität

- vorbereitete große ABC-Listen
- dicke Stifte

Es werden mindestens 2 Mannschaften mit je 3 Spielern gebildet.
Für jede Mannschaft hängt an einer Hallenwand jeweils ein möglichst großes Plakat mit den Buchstaben des Alphabets. Erfahrungsgemäß lässt man dabei die Buchstaben X, Y und Q besser einfach weg.

Die Mannschaften stellen sich an der Startlinie auf. Auf ein Zeichen des Spielleiters geht/läuft jeweils ein Spieler jeder Gruppe zur ABC-Liste und schreibt zu einem noch freien Buchstaben einen Begriff auf, der mit dem jeweiligen Buchstaben beginnt und zu dem vorgegebenen Thema passt. Zum Thema „Geburtstag" würden beispielsweise folgende Begriffe passen: Blumen, Volljährigkeit, Champagner, Jubiläum, Torte usw.

Anschließend gehen/laufen die Spieler zurück, und der jeweils nächste Spieler der Mannschaft geht/läuft los und trägt einen Begriff in die Liste ein. Gewonnen hat die Gruppe, die zuerst zu jedem Buchstaben einen Begriff in die Liste eingetragen hat.

- Geh-/Laufwege verkürzen oder verlängern
- Hindernisse oder zusätzliche Bewegungsaufgaben während der Geh-/Laufwege
- Das Spiel wird nach einer bestimmten Zeit gestoppt und die eingetragenen Begriffe werden gezählt.
- Es gehen immer zwei oder drei Spieler gleichzeitig zur ABC-Liste und tragen entweder ein gemeinsames Wort ein oder aber jeder Spieler trägt ein Wort in die Liste ein.

Um lange Standzeiten zu vermeiden, sollten möglichst viele kleine Mannschaften gegeneinander spielen. Hindernisse oder zusätzliche Bewegungsaufgaben während der Geh-/Laufwege können vom Spielleiter gut zur Belastungssteuerung eingesetzt werden.

Mögliche Themen:
Städte, Länder, Flüsse, Namen, Tiere, Berufe, Frühling, Sommer, Herbst, Winter, Weihnachten, Ostern, Geburtstag, Gesundheit, ...

Bewegungs-Koffer-Packen

- Erwärmung
- Merkfähigkeit
- Konzentration

Die Teilnehmer stehen im Kreis mit etwas mehr als einer Armlänge rechts und links Abstand zueinander.

Wie bei dem klassischen Kofferpacken-Spiel beginnt ein Teilnehmer mit der Aussage: „Ich packe in meinen Bewegungs-Koffer:“ (Jetzt wird nicht weiter gesprochen.) Der Teilnehmer führt eine ausgedachte Bewegung aus. Alle anderen Teilnehmer machen diese Bewegung mit bzw. nach. Der nächste Teilnehmer ist nun an der Reihe mit: „Ich packe in meinen Bewegungs-Koffer:“ Er spricht nicht weiter, führt die erste Bewegung aus und fügt eine zweite dazu. Und wieder machen alle anderen Teilnehmer mit bzw. nach. So geht es reihum weiter, bis alle Teilnehmer alle bisher im Bewegungs-Koffer befindlichen Bewegungen in der richtigen Reihenfolge durchgeführt sowie eine eigene Bewegung hinzugefügt haben.

- Nachdem eine Runde gespielt und die vorgemachten Bewegungen immer wieder in der gleichen Reihenfolge nachgemacht wurden, wechseln die Teilnehmer die Plätze. Jetzt versucht die Gruppe gemeinsam, den Teilnehmern (in der neuen Reihenfolge) die richtigen Bewegungen zuzuordnen.

Weniger intensive Bewegungen: in die Hände klatschen, auf die Oberschenkel schlagen, mit der Hüfte wackeln, auf der Stelle drehen, rechte Hand tippt auf linke Schulter, linke Hand tippt auf rechte Schulter, ...

Intensivere Bewegungen: Jumping-Jack, abwechselnd rechte und linke Knie heben, mit nach oben gestreckten Armen kleinen Kreis laufen, auf der Stelle hüpfen, ...

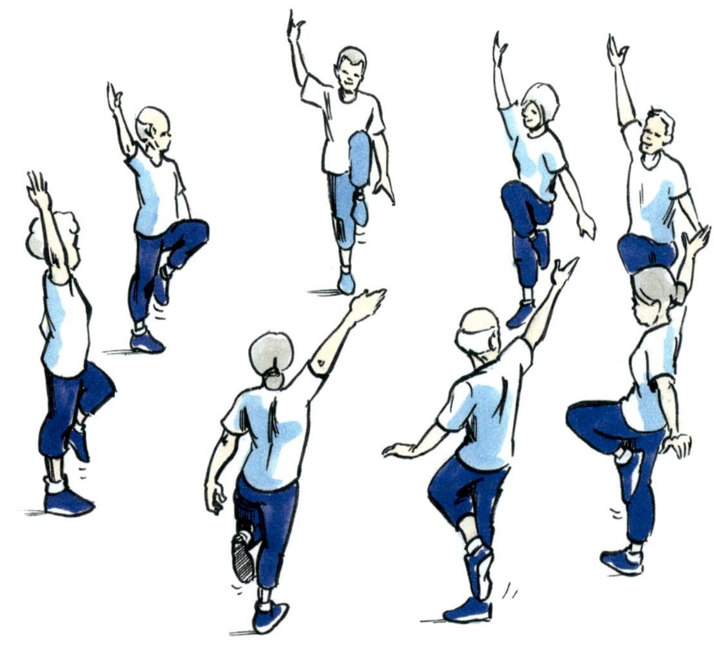

Buchstabenlauf

- Erwärmung
- Merkfähigkeit
- Kooperation

- 26 DIN A5-Karten mit den Buchstaben des Alphabets (A–Z)
- Aufgabenkärtchen mit Wörtern, die alle die gleiche Anzahl von Buchstaben haben

Es werden Mannschaften mit je 4 Teilnehmern gebildet.
In der ganzen Halle verteilt liegen (gut gemischt) die 26 Buchstabenkarten auf dem Boden mit den Buchstaben nach oben. Für jede Mannschaft liegen auf einem Hocker oder Kasten 6–8 verdeckte Wortkärtchen.

Auf das Startzeichen des Spielleiters decken die Mannschaften das erste Wortkärtchen auf. Die Buchstaben des Wortes müssen jetzt so schnell wie möglich in der richtigen Reihenfolge angelaufen werden. Erst wenn die 4 Teilnehmer einer Mannschaft im Kreis (an den Händen gefasst) um einen Buchstaben stehen, dürfen sie sich auf den Weg zum nächsten Buchstaben machen. Nachdem der letzte Buchstabe angelaufen wurde, läuft die Mannschaft zurück zu den Wortkärtchen, deckt das nächste Wort auf und macht sich wieder auf den Weg. Es gewinnt die Mannschaft, die als erste alle Wortkärtchen abgelaufen ist.

- Das Spiel wird nach einer vereinbarten Spieldauer gestoppt – es gewinnt die Mannschaft mit den meisten erlaufenen Wörtern.
- Buchstaben, die häufig vorkommen (z. B. A, E, I, O und U), können doppelt vorbereitet werden.

Es kann bei diesem Spiel zu kurzen Wartezeiten kommen; nämlich dann, wenn der nächste benötigte Buchstabe bereits von einer anderen Mannschaft „besetzt“ ist.
Bei der Vorbereitung der Wortkärtchen sollte darauf geachtet werden, dass die verwendeten Wörter möglichst unterschiedliche Anfangsbuchstaben haben.
Beispiel:
Wörter mit 5 Buchstaben: Anker, Blume, China, Dachs, Ernte, Fisch, ... Zange.

Fangtuch

- Erwärmung
- Koordinative Fähigkeiten
- Kooperation

- je Paar ein Tuch (z. B. ein Handtuch)
- je Mannschaft 1 Schaumstoffball/ Softball

Die Teilnehmer bilden Paare.
Die beiden Teilnehmer eines Paares stehen sich im Abstand von ca. 1 m gegenüber und alle Paare bilden eine Gasse.

Jedes Paar hält ein Handtuch (an der schmalen Seite gefasst) zwischen sich. Der Spielleiter legt auf das Handtuch des ersten Paares in der Reihe einen Ball. Der Ball soll nun mit Schwung (und durch Spannen des Tuches) auf das Tuch des nächsten Paares geworfen werden. Die beiden Fänger müssen sich abstimmen und versuchen, den Ball mit ihrem Tuch zu fangen. Auf diese Weise wird der Ball von Paar zu Paar bis zum Ende der Reihe weitergegeben. Wenn der Ball zu Boden fällt, kann (je nach Absprache) entweder beim vorigen Paar oder aber ganz vorn in der Reihe neu begonnen werden.

- Abstände zwischen den Paaren immer mehr vergrößern.
- Anstelle der Bälle unterschiedliche Materialien (z. B. Sandsäckchen, Tennisringe, ...) ausprobieren.
- Paare „überspringen“ und den Ball zum nächsten oder übernächsten Paar schleudern.
- Es kann auch gegeneinander gespielt werden. Dafür bilden sich zwei Mannschaften, die sich dann wiederum in Paare aufteilen. Es gewinnt die Mannschaft, die den Ball am schnellsten durch ihre Reihe transportiert hat.
- Dieses Spiel eignet sich auch als Staffelspiel. Dabei laufen die letzten Fänger einer Reihe (mit dem Ball auf ihrem Handtuch) an das andere Ende der Reihe und werfen jetzt als erste. Es gewinnt die Mannschaft, die als erste ihre Ausgangsstellung wieder eingenommen hat.

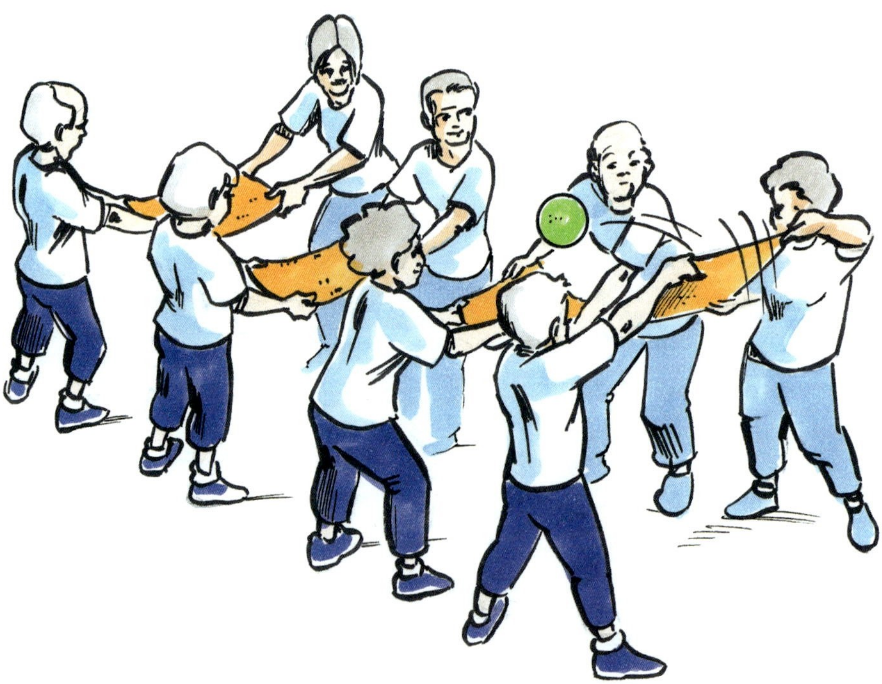

Kreis durchbrechen

- Erwärmung
- Koordinative Fähigkeiten

- 1 Schaumstoffball

Die Teilnehmer stehen im Kreis.

Die Teilnehmer stehen im Kreis und fassen sich an den Händen. Ziel des Spiels ist es, den Ball aus dem Kreis zu schießen. Wird der Ball durch die Beine eines Spielers aus dem Kreis geschossen, erhält der Spieler einen Minuspunkt. Ansonsten erhält immer der Spieler einen Minuspunkt, an dessen rechter Seite der Ball den Kreis verlässt. Bälle, die oberhalb der gefassten Hände aus dem Kreis geschossen werden, sind nicht gültig. Es gewinnt der Spieler mit den wenigsten Minuspunkten.

- Wie oben, aber die Teilnehmer werden in zwei Gruppen geteilt und spielen gegeneinander.

Bei größeren Gruppen (mehr als 12 Teilnehmer) sollte in zwei Kreisen parallel gespielt werden.

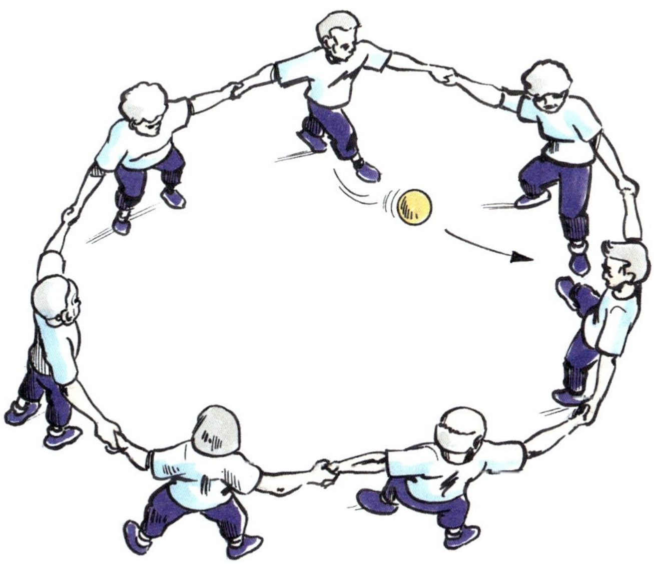

Kurzschluss

- Erwärmung
- Koordinative Fähigkeiten

Die Teilnehmer stehen, sich an den Händen fassend, in zwei geschlossenen Kreisen – einem inneren Kreis und einem äußeren Kreis. Es stehen also immer zwei Teilnehmer hintereinander. Die beiden hintereinander stehenden Teilnehmer merken sich ihren „Partner".

Beide Kreise (innen und außen) beginnen, sich in die gleiche Richtung zu drehen. Der Spielleiter gibt jetzt das Kommando „Wechselstrom" entweder an den „Außenkreis" oder an den „Innenkreis". Der jeweils angesprochene Kreis muss daraufhin seine Bewegungsrichtung ändern. Jetzt bewegen sich die beiden Kreise entgegengesetzt. Der Spielleiter kann entweder mit dem Kommando „Wechselstrom" oder „Gleichstrom" an einen der beiden Kreise immer wieder dafür sorgen, dass beide Kreise sich in eine Richtung drehen. Wird vom Spielleiter das Kommando „Kurzschluss" gegeben, sollen sich die „Paare", die am Anfang hintereinander standen, zusammenfinden, an den Händen fassen und auf den Boden setzen. Welches „Paar" schafft das am schnellsten? Welches Paar sitzt als letztes?

- Ohne Handfassung die Kreise vergrößern
- Laufwege verlängern
- Anstatt sich auf den Boden zu setzen, könnten sich die Partner Rücken an Rücken stellen, die Arme in Hochhalte bringen, oder irgendeine andere vorher vereinbarte Position einnehmen.

Dieses Spiel eignet sich für Gruppen mit mehr als 10 Teilnehmern. Je mehr Teilnehmer, desto größer der Spaß.

Pappteller-Tennis

- Erwärmung
- Koordinative Fähigkeiten

- je Teilnehmer 1 Pappteller (A5 Pappe, o. Ä.)
- je Teilnehmer 1 Tischtennisball
- je Paar 1 Reifen

Die Teilnehmer bilden Paare.

Jeder Teilnehmer erhält einen Pappteller als „Schläger". Die beiden Partner stehen sich im Abstand von etwa 3–4 m gegenüber. Zwischen den beiden Partnern liegt mittig ein Gymnastikreifen auf dem Boden. Nun versuchen die Partner, sich den Tischtennisball mit dem Pappteller so zuzuspielen, dass er einmal in dem Reifen aufspringt. Dabei werden die Treffer gezählt. Welches Paar erzielt die meisten Treffer?

- Mit der schwächeren Hand spielen
- Abwechselnd mit der rechten und der linken Hand spielen
- Mit zwei Tischtennisbällen gleichzeitig spielen

Bevor paarweise gespielt wird, sollte den Teilnehmern ausreichend Zeit zur Verfügung stehen (zunächst jeder Teilnehmer für sich) mit dem Tischtennisball und dem Pappteller zu experimentieren.

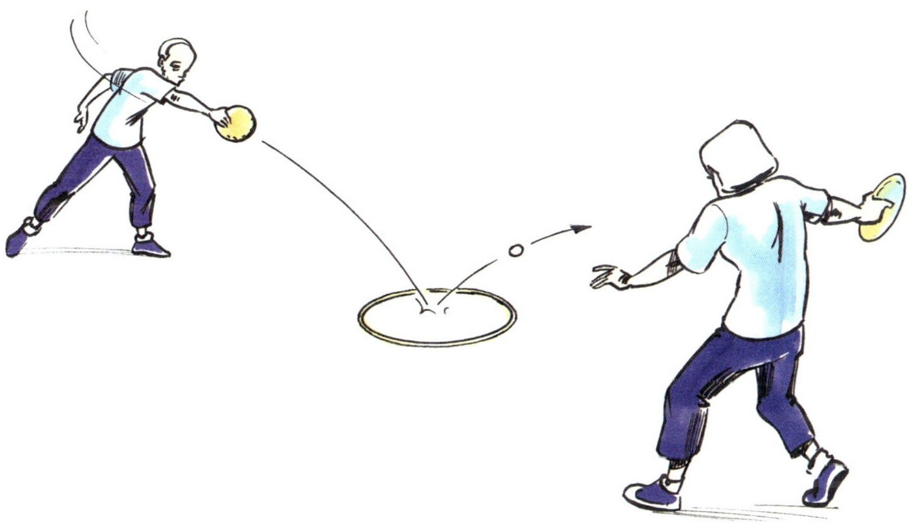

Partnersuche

- Erwärmung
- Kommunikation
- Denkfähigkeit

- vorbereitete Zettel mit jeweils einem Namen von zusammengehörenden Paaren (so viele Zettel wie Teilnehmer)

Der Spielleiter befestigt mit Klebeband einen Zettel mit dem Namen einer berühmten Person am Rücken jedes Teilnehmers. Dabei werden nur Namen von berühmten Paaren verwendet (z. B. Max und Moritz, Romeo und Julia, ...)

Die Teilnehmer bewegen sich frei durch die Halle. Zunächst müssen die Spieler herausfinden, wer sie sind bzw. welcher Name auf ihrem Zettel steht. Dafür dürfen sie beliebig vielen Mitspielern Fragen stellen. Auf Fragen darf nur mit „Ja" oder „Nein" geantwortet werden. Erst wenn alle Teilnehmer wissen, welcher Name auf ihrem Zettel steht (in besonders „schwierigen Fällen" hilft der Übungsleiter mit Tipps wie z. B. dem Anfangsbuchstaben), gehen die Teilnehmer auf Partnersuche. Die Teilnehmer sollen (auch während der Gespräche) immer in Bewegung bleiben.

- Anstatt mit Paaren, kann auch mit Trios gespielt werden.
- Anstatt Namen berühmter Paare können auch zusammengesetzte Hauptwörter verwendet werden (z. B. Hand-Tasche, Brot-Messer, Abend-Kleid, ...).

Bei einer ungeraden Anzahl von Mitspielern sollte der Spielleiter ein Trio vorbereitet haben. Bei der Auswahl der Prominenten sollte die Zielgruppe berücksichtigen werden.

Mögliche Paare:
Die Schöne und das Biest, Schneeweißchen und Rosenrot, Tristan und Isolde, Tünnes und Schäl, Adam und Eva, Siegfried und Roy, Rhett Butler und Scarlett O'Hara, Cäsar und Cleopatra, Charles und Diana, Bonnie und Clyde, Evelyn Hamann und Loriot, Winnetou und Old Shatterhand.

Mögliche Trios:
Caspar, Melchior und Balthasar
Tick, Trick und Track
Peter, Paul und Mary
Athos, Porthos und Aramis
Asterix, Obelix und Idefix
Bube, Dame und König

Rad-Staffel

- Erwärmung

- Markierungshütchen
- je Mannschaft einen Ball (Gymnastik-, Hand- oder Volleyball)

Die Teilnehmer bilden mehrere Mannschaften mit 4–6 Spielern.
Diese Mannschaften stehen in Reihen sternförmig (wie die Speichen eines Rades) um einen Mittelpunkt. Hinter jeder Reihe steht ein Markierungshütchen als Laufmal. Die ersten Spieler in der Radmitte haben jeweils einen Ball.

Der Ball soll von der Radmitte rückwärts (über den Kopf) nach außen wandern. Ist der Ball bei dem letzten Spieler der Speiche angekommen, läuft er mit ihm hinter den Laufmalen um das ganze Rad herum und reiht sich bei seiner Mannschaft innen wieder ein. Jetzt wird der Ball wieder nach außen (hinten) gegeben und der nächste Spieler läuft um das Rad herum. Es gewinnt die Mannschaft, die als erste die Ausgangsstellung wieder eingenommen hat.

- Um während der Erwärmungsphase Sprints zu vermeiden, kann eine zusätzliche Bewegungsaufgabe gestellt werden. Während der Umrundung des Rades darf der Ball dann nicht getragen werden, sondern er muss ständig geprellt werden.
- Der Läufer muss den Ball während des Transports immer wieder um seinen Körper herum geben.
- Es darf nicht gelaufen, sondern nur gegangen werden.

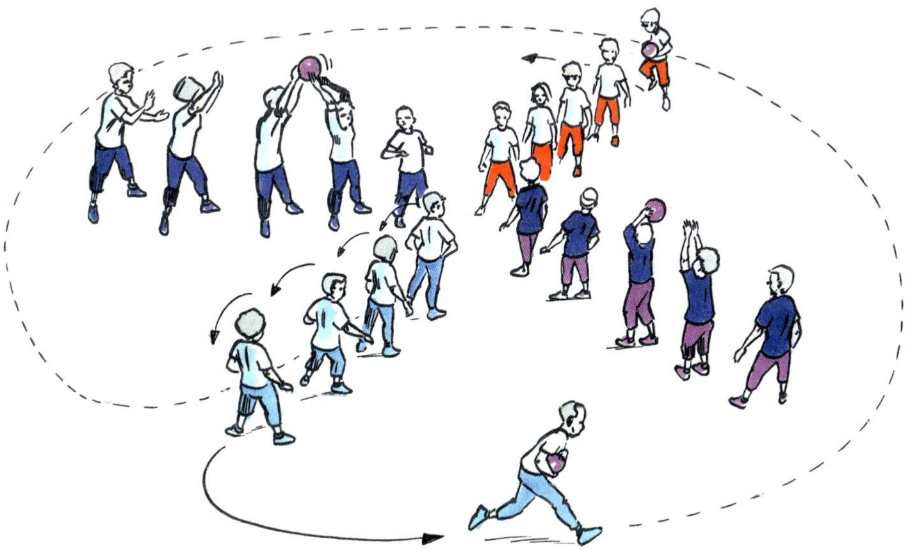

Reifen-Memory

- Erwärmung
- Ausdauer
- Merkfähigkeit

- je Teilnehmer 1 Reifen
- Musik

Die Reifen liegen in der Halle verteilt auf dem Boden.

Zunächst ordnet sich jeder Teilnehmer einem Reifen zu. Diesem Reifen (Nr. 1) wird eine bestimmte Bewegung zugeordnet (Bewegung Nr. 1). Anschließend gehen oder laufen alle Teilnehmer zur Musik um die am Boden liegenden Reifen herum, bleiben auf ein Zeichen des Spielleiters in einem neuen Reifen (Nr. 2) stehen und knüpfen wieder eine bestimmte Bewegung an diesen Reifen. Genau so wird mit 2 oder 3 weiteren Reifen verfahren. Dann ruft der Spielleiter z. B. „Reifen Nr. 2“. Alle Teilnehmer sollen jetzt so schnell wie möglich zu ihrem Reifen Nr. 2 gehen und die dem Reifen zugeordnete Bewegung so lange durchführen, bis der Spielleiter das Zeichen zum Weitergehen gibt und nach einer Weile die nächste Reifen-Nummer ausruft.

Beispiel:
Reifen Nr. 1: Teilnehmer stehen im Reifen, heben abwechselnd das rechte und linke Knie.
Reifen Nr. 2: Teilnehmer gehen um den Reifen herum.
Reifen Nr. 3: Teilnehmer stehen im Reifen und tippen mit dem rechten und linken Fuß auf den Reifen.
Reifen Nr. 4: Teilnehmer stehen im Reifen, heben ihn an und führen ihn hoch und wieder ab.

- Reifen-Nummer und die Bewegung vermischen; z. B. Bewegung Nr. 3 im Reifen Nr. 1 ausführen

Dieses Spiel eignet sich gut als Ausdauerspiel. Die Belastung kann über die Musikauswahl und über die Laufzeiten zwischen den „Pausen“ in den Reifen gesteuert werden. Bei den Bewegungsaufgaben sollten Anregungen der Teilnehmer unbedingt berücksichtigt bzw. erbeten werden.

Zeitung wedeln

- Erwärmung
- Koordinative Fähigkeiten

- je Teilnehmer 1 Zeitung
- je Teilnehmer 1 Tischtennisball
- evtl. Kreppklebeband für Markierungen

Alle Teilnehmer erhalten die gleiche Anzahl an Zeitungsseiten und falten sich daraus einen „Wedel“.

Ein Tischtennisball soll nur durch Fächeln mit der Zeitung vorwärts bewegt werden. Die Zeitung darf den Ball dabei nicht berühren. Jeder Teilnehmer erhält einen Tischtennisball und treibt ihn frei in der Halle umher. Dabei soll versucht werden, die anderen Mitspieler (nur durch Fächeln mit der Zeitung) von ihren Bällen zu trennen.

- Teilnehmer stellen sich an einer Startlinie auf und fächeln ihren Ball über eine Strecke von ca. 50 m. Wer schafft die Strecke am schnellsten?
- Es werden Mannschaften mit je 3–5 Teilnehmern gebildet. Mit Kreppklebeband wird auf dem Hallenboden je Mannschaft eine Zielfläche von etwa 50 cm x 50 cm markiert. Die Aufgabe ist es nun, die Tischtennisbälle nur durch Fächeln mit der Zeitung innerhalb der Markierung zu platzieren. Es gewinnt die Mannschaft, die als erste alle ihre Bälle innerhalb der Markierung platziert hat.

Der Spielleiter sollte die Teilnehmer auf eine rückenschonende Haltung hinweisen.

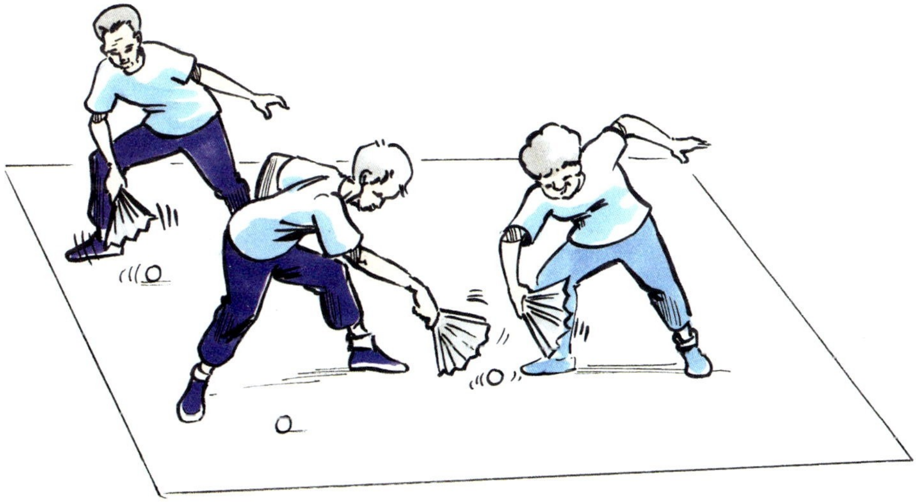

Squash-Ball

- Erwärmung
- Koordinative Fähigkeiten

- je Spielfeld 1 Ball
- Hütchen oder Kreppklebeband zum Markieren der Spielfelder

Die Teilnehmer bilden Paare (A und B) und vor den Hallenwänden werden Spielfelder markiert; etwa 3 m breit und mit 2 m Abstand zur Wand.

Die Teilnehmer stehen paarweise (nebeneinander) hinter der Markierungslinie. Spieler A wirft den Ball so gegen die Hallenwand, dass er anschließend im Spielfeld aufprallt. Spieler B spielt den Ball direkt wieder gegen die Hallenwand, dann wieder Spieler A und so fort. Der Ball darf nicht außerhalb der Markierung und nicht zweimal aufspringen. Es gewinnt das Paar, welches zuerst 10 Mal ohne Fehler gegen die Wand gespielt hat.

- Es muss nicht direkt (volley) zurück gegen die Wand gespielt werden, sondern der Ball darf erst gefangen und dann gegen die Wand geworfen werden.
- 2 Teilnehmer spielen gegeneinander. Prallt der Ball zweimal oder außerhalb des Spielfeldes auf, bekommt der Werfer einen Minuspunkt. Es gewinnt, wer nach einer vereinbarten Spieldauer (ca. 2–4 Minuten) die wenigsten Minuspunkte hat.

Es sollten so viele Paare gleichzeitig spielen, wie Wandfläche zur Verfügung steht.

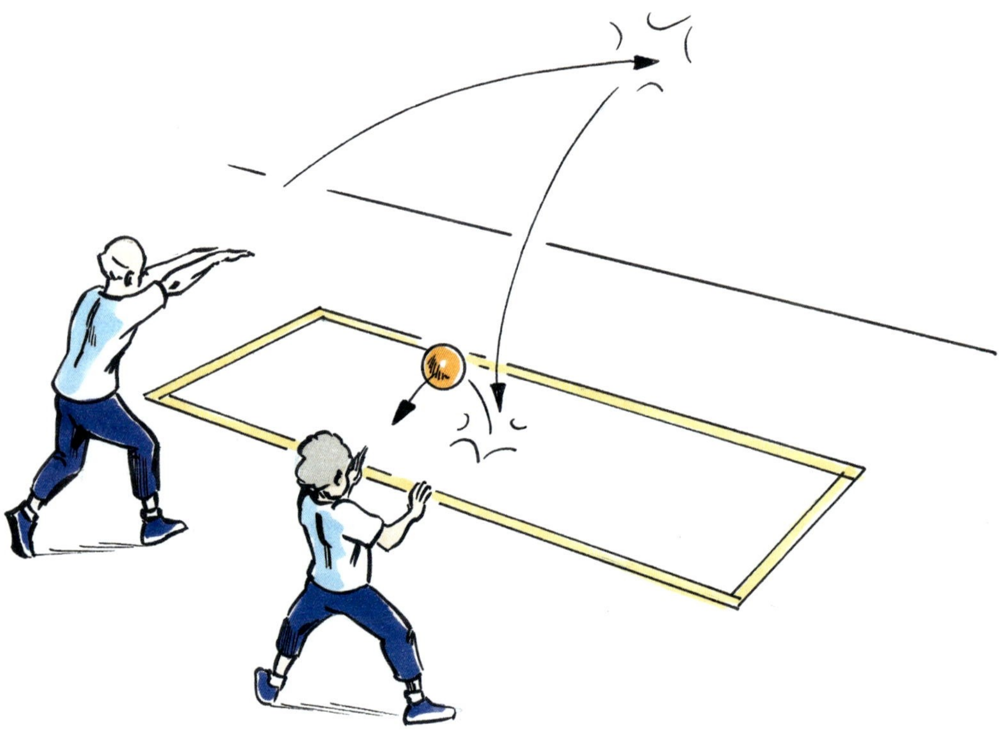

Tuchwanderung

- Erwärmung
- Koordinative Fähigkeiten

- je Teilnehmer 2 Chiffontücher in unterschiedlichen Farben

Die Teilnehmer stehen im Kreis und haben in jeder Hand ein Chiffontuch.

Auf ein vereinbartes Zeichen werden die Tücher hoch geworfen. Jetzt machen alle einen Schritt nach rechts und fangen die von ihrem Nachbarn hoch geworfenen Tücher.

- Rhythmisches Mitsprechen: z. B.: vorschwingen – rückschwingen – hochwerfen – Schritt+fangen
- Bewegungsabläufe rhythmisch nach (langsamer) Musik ausführen
- Wie oben beschrieben; es wird aber immer nur um 1 Tuch versetzt gefangen. Mit der linken Hand wird das Tuch gefangen, was zuvor in der der rechten Hand war, und mit der rechten Hand wird das Tuch aus der linken Hand des rechten Nachbarn gefangen – und so fort.

Bei einem vorgegebenen Rhythmus muss der Abstand zwischen den Teilnehmern dem Tempo angepasst werden.

Zauberkugel

- Erwärmung
- Ausdauer

- mehrere kleine Bälle (z. B. Tennisbälle)
- Musik

Die Teilnehmer verteilen sich in der Halle.

Die Teilnehmer gehen zur Musik frei in der Halle umher. Der Spielleiter bringt nacheinander die Tennisbälle (Zauberkugeln) ins Spiel, indem er sie verschiedenen Teilnehmern in die Hand gibt. Die Teilnehmer sollen die Zauberkugeln so schnell wie möglich an einen anderen Teilnehmer weitergeben (nicht werfen). Alle Teilnehmer sollen dabei ständig in Bewegung bleiben. Die Annahme der Zauberkugeln darf nicht verweigert werden. Bei Musikstopp sollen die Teilnehmer mit der Zauberkugel in der Hand bewegungslos stehen bleiben. Alle anderen Mitspieler verteilen sich auf die „Erstarrten" und klopfen sie mit ihren Händen von oben bis unten vorsichtig wieder „wach".

Bei einer Gruppengröße von 20 Teilnehmern sollte mit 4 Zauberkugeln gespielt werden. Für je weitere 5 Teilnehmer wird dann eine weitere Kugel ins Spiel gegeben.
Das Gehtempo bzw. die Belastung kann über die Musikauswahl gesteuert werden.
Ein Tennisball wird ganz leicht zu einer Zauberkugel, wenn er in ein Stück Alufolie eingewickelt wird.

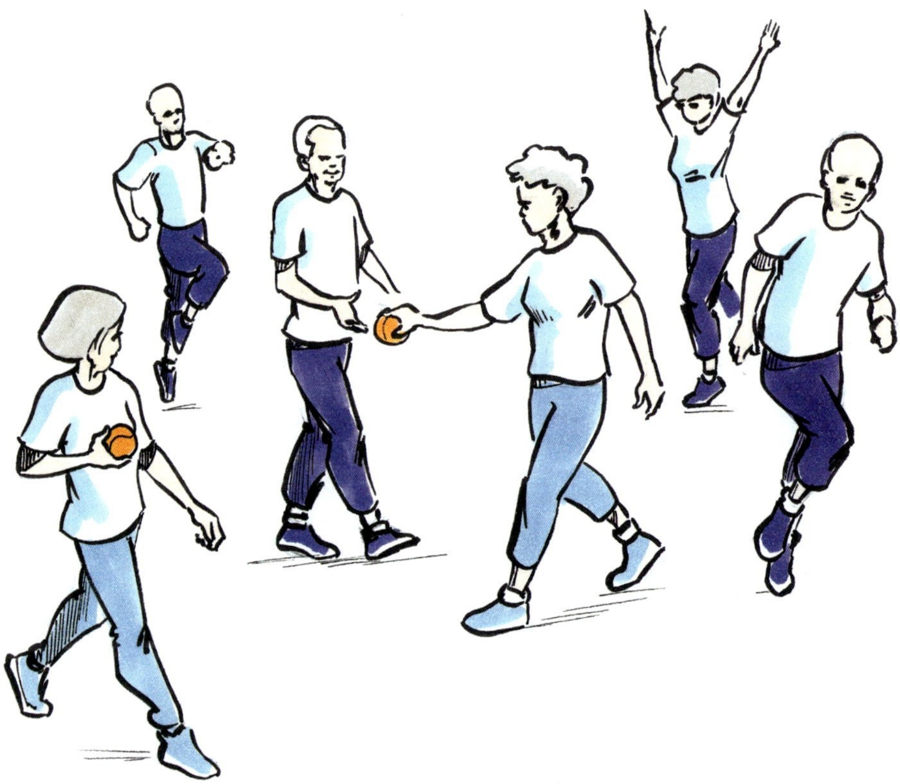

Steine transportieren

- Erwärmung
- Koordinative Fähigkeiten

- Langbänke
- je Teilnehmer 11 kleine Steine

Zwei Langbänke stehen sich im Abstand von ca. 10 m gegenüber. An zwei Langbänken können 5 Teilnehmer gegeneinander spielen. Auf einer Bank werden je Teilnehmer 11 kleine Steine platziert.

Der 11. Stein wird auf dem rechten Handrücken platziert. Danach darf die linke Hand nicht mehr benutzt werden. Ziel des Spiels ist es, jeweils einen Stein mit der rechten Hand aufzunehmen und möglichst schnell zur anderen Bank zu transportieren, ohne dass der 11. Stein herunterfällt. Fällt der 11. Stein während des Transports herunter, muss der Teilnehmer zur Startbank zurück und von dort aus neu starten. Es gewinnt, wer zuerst alle 10 Steine transportiert hat.

- Laufwege verkürzen oder verlängern
- Hindernisse einbauen
- Rücktransport oder ein zweiter Durchgang mit der linken Hand
- Zuerst 1 Stein, dann 2, dann 3 und als letztes 4 Steine gleichzeitig transportieren

Für dieses Spiel sind so genannte Glasnuggets besonders gut geeignet, weil sie eine flache Seite haben. 100 Stück bunte Glasnuggets kosten im Bastelgeschäft ca. 1,50 Euro. Auch Münzen oder Knöpfe eignen sich gut.

Natürlich können zum Ablegen der Steine auch Kästen oder Hocker verwendet werden.

Zwinkern

- Erwärmung
- Konzentration
- Koordinative Fähigkeiten

Die Teilnehmer stehen im Kreis und jeweils zwei Teilnehmer befinden sich hintereinander der Mitte zugewandt.

Der hintere Spieler verschränkt die Hände auf dem Rücken und schaut auf den Hinterkopf des vorderen Spielers. Ein Spieler bleibt ohne vorderen Partner. Er muss versuchen, einen Partner zu gewinnen, indem er jemandem von den vorne Stehenden zuzwinkert. Der angeblinzelte Spieler versucht, auf den freien Platz zu kommen, während der hinter ihm stehende Spieler versucht, dies durch Festhalten zu verhindern. Hinterherlaufen ist nicht erlaubt. Außerdem sollte unbedingt vereinbart werden, dass die Teilnehmer nicht an der Kleidung gezogen bzw. festgehalten werden dürfen. Gelingt es dem Angeblinzelten zu entkommen, stellt er sich nun als Hintermann auf den freien Platz. Der allein Zurückgebliebene muss nun wiederum versuchen, durch Zublinzeln einen neuen Partner zu gewinnen.

- Der vordere Spieler sitzt auf einem Hocker, der jeweilige Partner steht dahinter.

Bei einer geraden Anzahl von Teilnehmern kann das Spiel auch mit zwei freien Plätzen gespielt werden. Aber Achtung: Werden zwei Spieler gleichzeitig angeblinzelt und können entkommen, ergibt sich daraus das Risiko eines Zusammenstoßes beim Platzwechsel.

Raum für eigene Ideen und Anmerkungen:

Ziel von Ausdauerspielen ist es natürlich, die Ausdauerleistungsfähigkeit der Teilnehmer zu fördern. Das spielerische Training bietet dabei eine gute Alternative zum klassischen und von den Teilnehmern oft als langweilig empfundenen Gehen oder Laufen im Kreis, welches außerdem häufig mit großen Anstrengungen in Verbindung gebracht wird. Abwechslungsreiche und kombinierte Spiele machen da einfach viel mehr Spaß als gleichförmige Bewegungen und lenken von der dauernden Belastung ab. Das wiederum birgt aber auch die Gefahr einer körperlichen Überbelastung, die gerade bei einem spielerischen Trainieren der Ausdauerfähigkeit nicht zu unterschätzen ist.

Grundsätzlich ist der Übungsleiter gefordert, durch individuelles Anpassen der Spielregeln (z. B. durch schrittweises Verlängern der Spieldauer) die Belastung zu steuern. Er sollte die Spieler genau beobachten und, wenn erforderlich, einzelnen Spielern eine „Pause" verordnen.

Bei den Spielformen Alternativ-Biathlon oder Zahlenlauf findet die Belastung der Teilnehmer nicht ausdauernd, sondern in Intervallen statt. Eine Belastungssteuerung bei dem Spiel Zahlenlauf könnte beispielsweise über die Größe der jeweils aktiven Gruppen erfolgen.

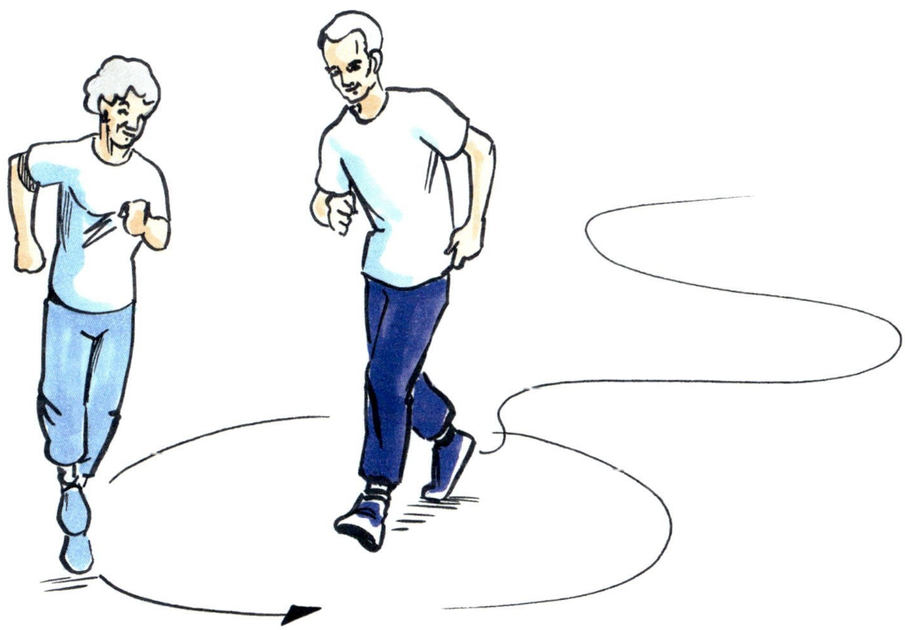

Alternativ-Biathlon

- Ausdauer
- Koordinative Fähigkeiten

- je Teilnehmer etwa 10 Korken
- für je 4 Teilnehmer ein Karton (umgedrehter Kasten, Eimer, ...)
- Weichbodenmatten, Langbänke, Kegel, Hütchen
- Kreppklebeband zum Markieren der Wurflinie

Mit Weichbodenmatten, Langbänken, Kegeln und Hütchen wird ein Lauf-Parcours aufgebaut. Am Ende der Laufstrecke wird ein „Wurfstand“ errichtet. Für jeweils 4 Teilnehmer werden ein Ziel (umgedrehter Kasten, Eimer oder Karton) sowie reichlich „Munition“ (Korken) bereit gestellt.

Die Teilnehmer durchlaufen den vorgegebenen Parcours (balancieren über Langbänke, laufen über Weichbodenmatten, Slalomlauf um die Kegel, ...) etwa 3 bis 4 mal (insgesamt sollte die Lauf- bzw. Gehstrecke etwa 300 m lang sein). Am Ende der letzten Runde erhalten die Teilnehmer 5 Korken und müssen versuchen, diese im Ziel zu platzieren. Für jeden Treffer gibt es einen Punkt, wobei die Treffer der einzelnen Runden addiert werden.

Es kann vereinbart werden, dass die Teilnehmer eine bestimmte Anzahl von Durchgängen gehen oder laufen müssen, oder aber das Spiel wird vom Spielleiter nach einer vereinbarten Dauer gestoppt. Die Anzahl der Runden und die Spieldauer richten sich nach der Ausdauerfähigkeit der Spieler. Es gewinnt, wer am Ende des Spiels die meisten Treffer erzielt hat.

- Für Fehlwürfe müssen Strafrunden gelaufen werden.
- Während des Laufens muss ein Ball mitgeführt werden.

Ball in der Luft

- Ausdauer
- Erwärmung

- 1 Ball (Gymnastik-, Hand- oder Volleyball)
- Markierungshütchen
- Kreppklebeband oder Physiobänder zum Markieren des Spielfeldes

Teilnehmer bilden 2 Mannschaften (A und B). Auf dem Hallenboden wird das Spielfeld (etwa 20 m x 20 m) markiert. Mit Kreppklebeband oder Physiobändern wird an einer Seite des Spielfeldes eine Start-/Ziellinie markiert. Mannschaft A stellt sich hinter der Startlinie auf. Mannschaft B bildet am anderen Ende des Spielfeldes einen Kreis – linke oder rechte Schulter zur Kreismitte. Ein Spieler von Mannschaft B bekommt den Ball.

Auf ein Zeichen des Spielleiters laufen die Spieler von Mannschaft A so schnell wie möglich einmal um Mannschaft B herum und wieder zurück hinter die Startlinie. Ebenfalls auf das Zeichen des Spielleiters versuchen die Spieler von Mannschaft B, sich den Ball rückwärts (also über den Kopf) zuzuwerfen. Die Würfe werden jeweils von den Fängern laut mitgezählt.

Wenn der letzte Spieler der Mannschaft A über die Linie gelaufen ist, rufen alle „Stopp!“ Jetzt darf Mannschaft B nur noch den in der Luft befindlichen Ball fangen. Die Anzahl der gezählten Würfe wird vom Spielleiter festgehalten. Jetzt tauschen die beiden Mannschaften die Plätze, und das Spiel beginnt von vorn. Je nach Belastungsfähigkeit der Gruppe können beliebig viele Durchgänge gespielt werden. Die Anzahl der Würfe werden addiert. Es gewinnt die Mannschaft, die zum Schluss die meisten Würfe hat.

- Wird der Ball nicht gefangen, muss der Wurf so lange wiederholt werden, bis er gefangen wird.
- Wird der Ball nicht gefangen, muss der Ball vor dem nächsten Wurf 3 mal geprellt werden.

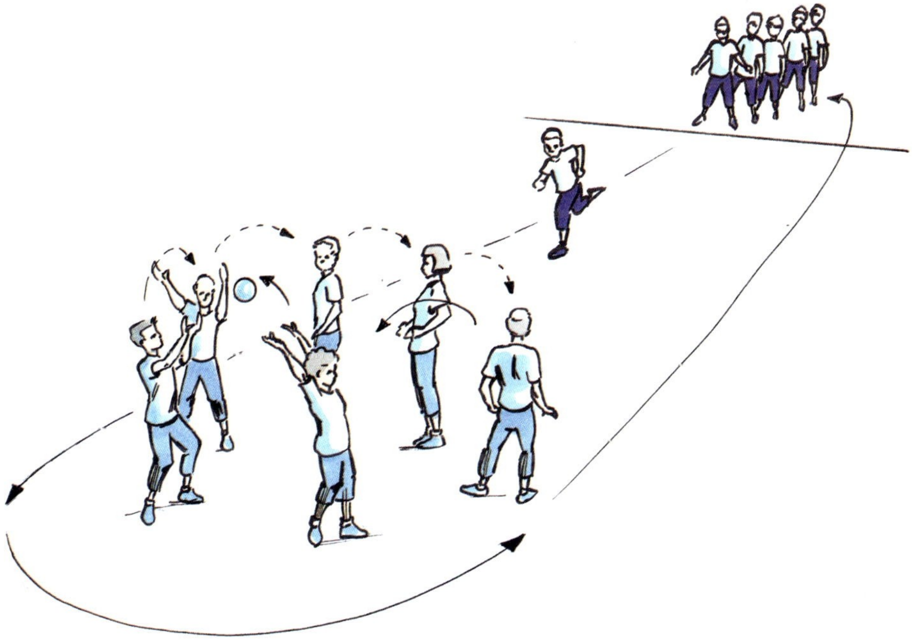

Figuren laufen

- Ausdauer
- Erwärmung
- Wahrnehmung
- Koordinative Fähigkeiten

- Karten mit Figuren (Quadrat, Kreis, Dreieck, Acht, Herz, Stern, ...)

Die Teilnehmer bilden kleine Gruppen von 4–6 Spielern.

Die Teilnehmer der Gruppe laufen in einer Reihe hintereinander kreuz und quer durch die Halle.Der Spielleiter gibt verschiedene Figuren und Formen vor, die von den Gruppen gehend/laufend auf den Hallenboden „gemalt“ werden. Bei jeder neuen Figur wechselt die Führung, indem sich der erste hinten an die eigene Gruppe anschließt.

- Nur die jeweils ersten Spieler der Gruppen erfahren vom Spielleiter, welche Figur gelaufen werden soll. Alle anderen Spieler der Gruppe folgen ihm in einer Reihe hintereinander und sollen die „gemalte“ Figur erraten. Hat die Gruppe die Figur erraten, wechselt die Führung. Der neue Anführer der Gruppe holt sich die nächste Figur beim Spielleiter ab. Wenn eine Figur nach 3–4 Minuten nicht erraten wurde, gibt der Spielleiter Hinweise.

Besonders bei großen Gruppen empfiehlt sich eine visuelle Unterstützung der Ansagen des Spielleiters. Mit dicken Stiften werden die Figuren auf einen großen Bogen Papier gemalt und vom Spielleiter gut sichtbar hoch gehalten.

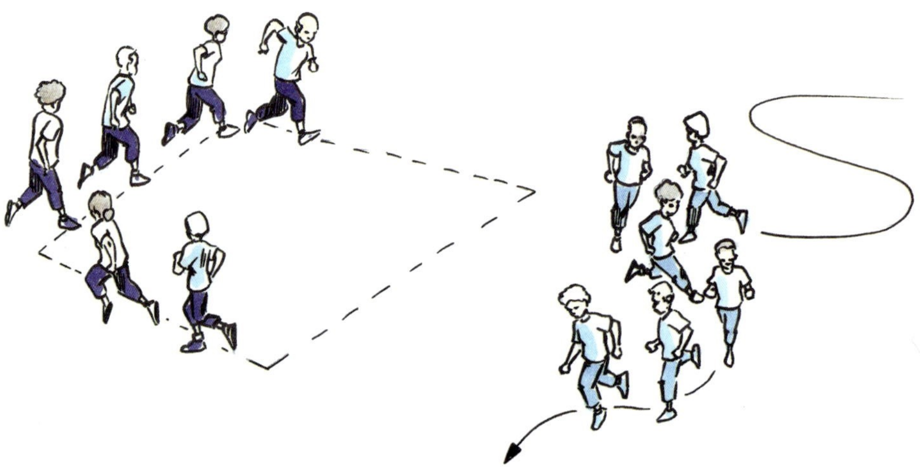

Kastenhandball

- Ausdauer
- Koordinative Fähigkeiten

- 1 Ball
- 2 Kästen
- Kreppklebeband für Markierung des „Strafraums“

Die Teilnehmer bilden 2 Mannschaften. 2 Kästen stehen an den Stirnseiten der Halle nach oben geöffnet.
Mit Kreppklebeband wird ein „Strafraum“ im Abstand von ca. 2 m zum Kasten markiert.

Die beiden Mannschaften spielen gegeneinander. Ziel des Spiels ist es, den Ball in den Kasten des Gegners zu werfen und gleichzeitig den eigenen Kasten zu verteidigen. Es gibt keine Spielfeldbegrenzung. Es darf aus jeder Position geworfen werden, allerdings dürfen die Spieler den markierten Raum um den Kasten nicht betreten. Der Ball soll während des Laufens geprellt werden. Mit dem Ball in der Hand dürfen höchstens 5 Schritte gelaufen werden. Um das Unfallrisiko zu reduzieren, sollte vereinbart werden, dass die Gegenspieler nicht berührt werden dürfen. Es gewinnt die Mannschaft, die nach Ablauf der vereinbarten Spielzeit die meisten Treffer erzielt hat.

- Spieldauer und Spielfeldgröße müssen der Belastungsfähigkeit der Teilnehmer angepasst werden.
- Bei Betreten des „Strafraums“ gibt es einen Punkt für die andere Mannschaft.

Das Spiel eignet sich für eine Gruppengröße von bis zu 16 Teilnehmern (8 je Mannschaft) – vorausgesetzt natürlich, es steht eine entsprechend große Halle zur Verfügung. In kleinen Hallen und mit größeren Gruppen können die Teilnehmer in 4 Mannschaften aufgeteilt werden. Es spielen dann bei verkürzter Spielzeit (quasi als Turnier) alle Mannschaften einmal gegeneinander.

Kegelvölkerball

- Ausdauer
- Koordinative Fähigkeiten

- 1 Schaumstoff- oder Softball
- je Mannschaft 3 Keulen (oder Kunststoffflaschen)

Das Spielfeld wird in zwei Hälften geteilt.
Die Teilnehmer bilden 2 Mannschaften.

In jeder Spielfeldhälfte stehen 3 Keulen, die es zu bewachen gilt. In jedem Spielfeld befinden sich die „Innenspieler" einer Mannschaft. 1–3 Spieler einer Mannschaft stehen verteilt als „Außenspieler" um die Spielfeldhälfte der gegnerischen Mannschaft herum. Die Außenspieler versuchen, die Keulen (im Innenraum) mit dem Ball umzuwerfen; die Bewacher versuchen, dies mit ihrem Körpereinsatz zu verhindern. Nur direkte Treffer zählen. Die „Bewacher" dürfen den Ball auch fangen und weiterspielen. Wenn eine Keule getroffen wurde, werden ein Bewacher dieser Mannschaft zum Außenspieler und die Keule aus dem Spiel genommen. Welche Mannschaft schafft es als erstes, die 3 Keulen der gegnerischen Mannschaft umzuwerfen?

- Mit mehr als 3 Keulen spielen (maximale Anzahl Mannschaftsmitglieder plus 2)

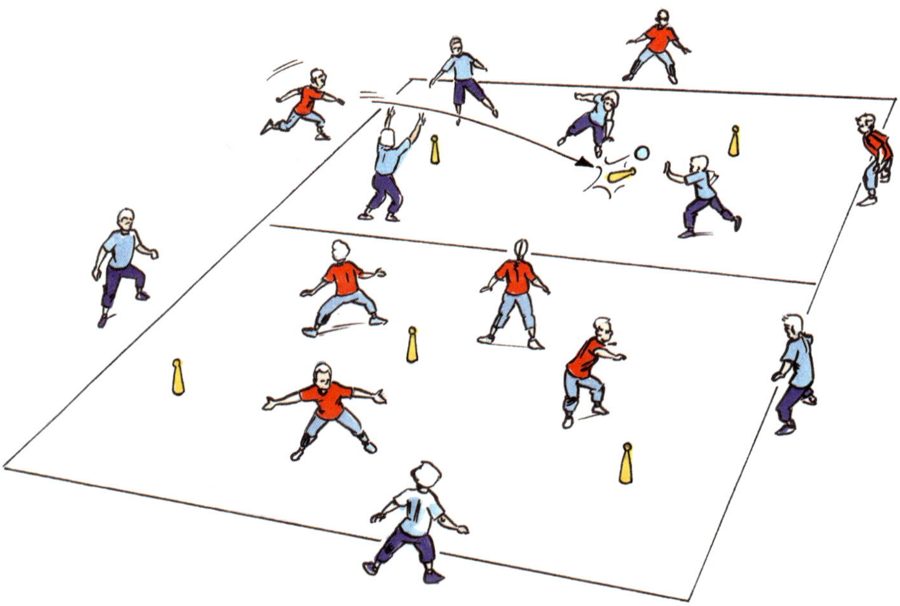

Post verteilen

- Ausdauer

- 30 DIN A4-Bögen mit den Zahlen von 1–30
- je Teilnehmer 30 kleine Zettel mit den Zahlen von 1–30

Die 30 DIN A4-Bögen werden auf dem Hallenboden verteilt.
Jeder Spieler erhält 30 kleine Zettel mit den Zahlen von 1–30. Die Zettel sind gemischt, die Zahlen liegen also nicht der Reihe nach.

Die Spieler legen ihren Zettelstapel auf einer Bank (Kasten, Hocker oder am Hallenrand auf dem Boden) ab. Die Zettel sollen jetzt in die entsprechenden „Briefkästen" verteilt werden. Die auf dem Hallenboden liegenden DIN A4-Bögen (Briefkästen) dürfen nicht mit den Füßen berührt werden. Es muss immer der oberste Zettel vom Stapel genommen und jeder Zettel einzeln transportiert werden. Es gewinnt selbstverständlich der schnellste „Zusteller".

- Die Anzahl der zu verteilenden Zettel erhöhen (z. B. einige oder alle Zahlen doppelt)
- Paarweise, es spielen immer 2 Teilnehmer gemeinsam.

Der Spielleiter muss dafür sorgen, dass auf ein rückenschonendes Bücken geachtet wird.

Spielfeld freihalten

- Ausdauer

- jede Menge Bierdeckel (mindestens 100 Stück)
- Kreppklebeband zum Markieren der Mittellinie

Die Teilnehmer bilden 2 Mannschaften. Die Halle wird durch eine Mittellinie in zwei Spielfelder geteilt. Jeweils mindestens 50 Bierdeckel werden in den Spielfeldern auf dem Boden verteilt.

Innerhalb einer vereinbarten Zeit versuchen beide Mannschaften, möglichst viele der Bierdeckel in das gegnerische Spielfeld zu werfen. Dabei darf die Mittellinie nicht überschritten und nicht auf die Spieler geworfen werden. Das „Horten" von Bierdeckeln ist nicht erlaubt. Es dürfen immer nur einzelne Bierdeckel aufgehoben und geworfen werden. Der Spielleiter pfeift das Spiel nach einer vorher vereinbarten Spieldauer ab. Es gewinnt die Mannschaft mit den wenigsten Bierdeckeln in ihrem Spielfeld.

- Die Belastung über die Spieldauer (maximal 5 Minuten je Durchgang) steuern.
- Die Anzahl der Bierdeckel erhöhen.
- In Vereinen mit Tischtennisabteilungen gibt es häufig eine große Menge „ausgedienter" Tischtennisbälle, die für dieses Spiel eine tolle Alternative sind. Allerdings sollte dann vereinbart werden, dass nach „Abpfiff" des Spielleiters abgewartet werden muss, bis alle Bälle liegen und einem Spielfeld zugeordnet werden können.

Wird das Spiel mit mehreren hundert Bierdeckeln gespielt, lässt sich der Gewinner am besten dadurch ermitteln, dass die Bierdeckel in beiden Spielfeldern einfach zu einem Turm aufgestapelt und miteinander verglichen werden.

Auch hier ist es in manchen Gruppen ratsam, die Teilnehmer vor Spielbeginn auf die richtige Art des Bückens hinzuweisen.

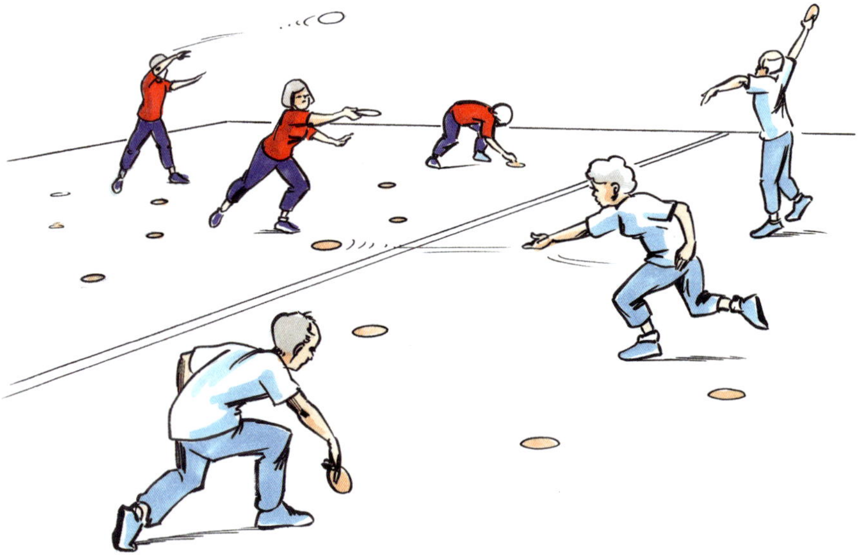

Tunnelball

- Ausdauer
- Koordinative Fähigkeiten

- 1 Ball
- 2 Mittelteile aus einem großen Kasten
- Kreppklebeband zur Markierung der Mittellinie (und evtl. „Strafräume“ um die Kästen)

Die Teilnehmer bilden 2 Mannschaften (je 6–8 Teilnehmer).
Die Spielfläche wird in 2 Felder geteilt. Die beiden Kastenteile stehen ca. 3 Meter von der Hallenwand entfernt waagerecht auf dem Boden.

Die beiden Mannschaften spielen gegeneinander. Sie müssen versuchen, den Ball durch das gegnerische Tor (Tunnel) zu werfen. Es kann sowohl von vorn als auch von hinten durch das Tor geworfen werden. Es wird ohne Torwart gespielt und die Fläche von 1 m um den Kasten darf nicht betreten werden (evtl. mit Kreppklebeband markieren). Der Ball darf nur mit der Hand gespielt und nicht geprellt werden. Mit dem Ball in der Hand dürfen maximal 3 Schritte gelaufen werden, dann muss der Ball an einen Mitspieler weitergegeben werden. Körperkontakt ist nicht erlaubt. Nach einem Treffer begeben sich beide Mannschaften wieder in ihr Spielfeld, die gegnerische Mannschaft erhält den Ball und ein Spieler startet den nächsten „Angriff“ hinter dem eigenen Tor. Es gewinnt die Mannschaft, die nach Ablauf einer vereinbarten Spieldauer die meisten Treffer erzielt hat.

- Auf kleinem Spielfeld – quer durch die Halle spielen (bei größeren Gruppen könnten so vier Mannschaften gleichzeitig spielen)
- Mit Auswechselspielern spielen

Um Unfälle zu vermeiden, muss der Spielleiter darauf achten, dass die Regel „ohne Körperkontakt“ eingehalten wird.

Umkreisen

- Ausdauer
- Erwärmung

Die Teilnehmer bilden Paare (A und B).

Die Paare besprechen sich, wer von ihnen A und B ist. A beginnt mit dem Laufen und soll dabei ständig seinen Partner umrunden. Der Partner (Teilnehmer B) geht währenddessen kreuz und quer durch die Halle. Nach einer bestimmten Zeit verkündet der Spielleiter den Wechsel. Nun geht der Teilnehmer A, während der Teilnehmer B laufend seinen Partner umrundet. Beim nächsten Wechsel, der durch den Übungsleiter angesagt wird, muss die Gangart von A und B wieder getauscht werden, usw.

- A geht langsam, B geht schnell – dann wechseln – es wird nicht gelaufen.
- Intervalle zwischen Geh- und Laufzeiten verkürzen oder verlängern.

Die Dauer der Intervalle und die Anzahl der Wechsel richten sich nach der Leistungsfähigkeit der Teilnehmer. Der Spielleiter sollte die Teilnehmer aufmerksam beobachten und durch eine Verlängerung oder Verkürzung der Intervalle die Belastung steuern.

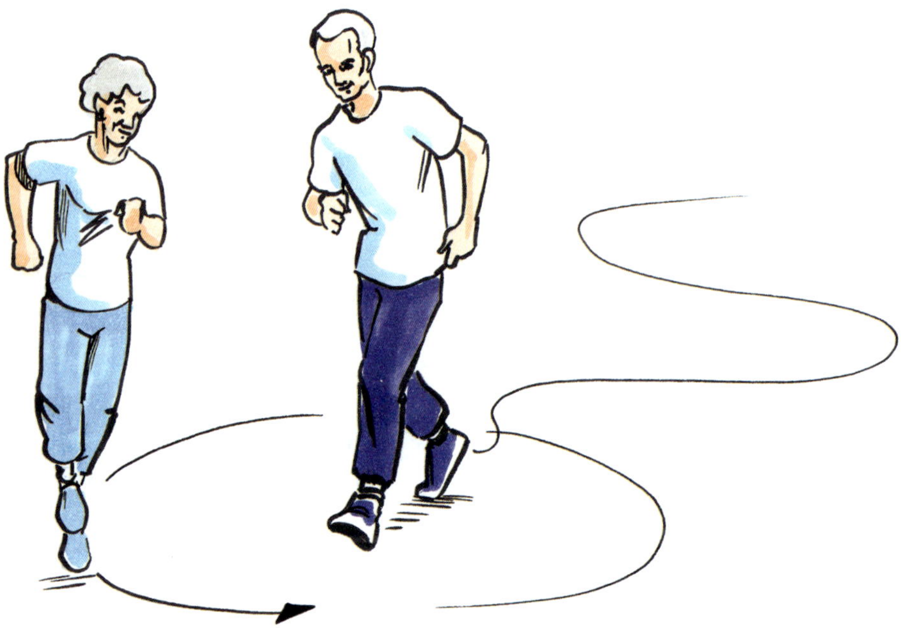

Zahlenlauf

- Ausdauer
- Erwärmung

- 2 Kartensätze mit den Zahlen von 1–50 beschriftet
- Markierungshütchen oder Kreppklebeband zum Markieren der Spielflächen

Die Teilnehmer bilden 2 Mannschaften.
Auf dem Hallenboden werden zwei gleich große Spielflächen markiert. In jedem Spielfeld liegen möglichst gut gemischt und auf die gesamte Spielfläche verteilt die 50 Karten mit den Zahlen nach oben. Die beiden Mannschaften stehen links und rechts hinter der Spielfeldbegrenzung.

Die Karten müssen von den Teilnehmern in der richtigen Reihenfolge mit der Fußspitze berührt werden. Auf das Startzeichen des Spielleiters laufen die beiden ersten Spieler los und suchen die 1, tippen mit dem Fuß darauf und laufen zurück hinter die Spielfeldbegrenzung. Der nächste Spieler läuft los, sucht die 2 und so fort. Es darf sich immer nur ein Spieler einer Mannschaft im Spielfeld aufhalten. Betritt ein weiterer Spieler das Spielfeld oder werden die Karten außerhalb der Reihenfolge berührt, muss die Mannschaft wieder bei der Karte 1 beginnen. Welche Mannschaft ist zuerst bei der Karte 50?

- Die Anzahl der Karten verringern oder erhöhen.
- Gerade Zahlen mit dem rechten, ungerade Zahlen mit dem linken Fuß berühren.
- Die Karten mit anderen Körperteilen berühren (Ellenbogen, Knie, ...).
- Zwei Mannschaften spielen mit einem Kartensatz auf einer Spielfläche. Eine Mannschaft zählt aufwärts beginnend bei der 1 und die andere Mannschaft beginnt bei der 50, zählt rückwärts und endet entsprechend bei der 1.

Bei diesem Spiel sollte auf jedem Spielfeld ein Spielbeobachter auf das Einhalten der Regeln achten.
Um bei großen Gruppen lange Standzeiten zu vermeiden, können zwei oder drei Spieler einer Mannschaft gemeinsam die Zahlen anlaufen. Mit kleinen Gruppen (weniger als 10 Teilnehmer) sollte das Spiel auf einer Spielfläche (ohne Gewinner) gespielt werden.

Koordinationsspiele

Vorrangiges Ziel von Koordinationsspielen ist die Förderung der koordinativen Fähigkeiten. Unter Koordination versteht man das Zusammenspiel des Zentralnervensystems mit der Muskulatur innerhalb eines Bewegungsablaufes; kurz lässt es sich als „sinnvolles Zusammenspiel verschiedener Körperteile“ beschreiben.

Nun gibt es nicht die Koordinationsfähigkeit schlechthin, die wie ein Muskel trainiert werden kann, vielmehr handelt es sich bei der Koordination um ein Zusammenspiel verschiedener Teilfähigkeiten. Koordination wird bei vielen sportlichen Aktivitäten genauso wie im Alltag automatisch mit beansprucht. Es ist nicht oder nur eingeschränkt möglich, einzelne Fähigkeiten isoliert zu trainieren. Bei den hier beschriebenen Spielen sind unter „Zielsetzung“ daher nur Schwerpunkte der fünf wichtigsten koordinativen Fähigkeiten genannt. Dazu gehören:

- Orientierungsfähigkeit
- Differenzierungsfähigkeit
- Gleichgewichtsfähigkeit
- Rhythmusfähigkeit
- Reaktionsfähigkeit

Diese Fähigkeiten spielerisch zu trainieren, kann eine wirkungsvolle Maßnahme sein, um Bewegungsabläufe und den Energieverbrauch zu ökonomisieren. Die koordinativen Fähigkeiten sind eine wesentliche Bedingung, um Bewegungshandlungen zielgerichtet zu steuern und Verletzungsgefahren zu mindern. Auch im Hinblick auf das Vermeiden von Stürzen ist ein Training der koordinativen Fähigkeiten – insbesondere bei Älteren – von großer Bedeutung.

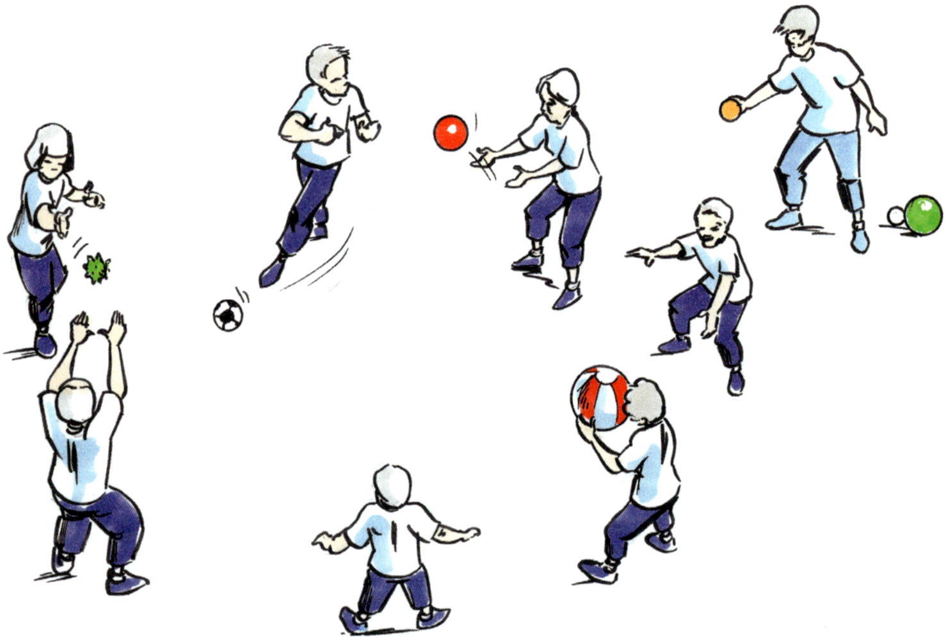

2 vor – 1 zurück

- Koordinative Fähigkeiten (Reaktion, Orientierung)
- Konzentration

- 2 verschiedenfarbige Sandsäckchen

Die Teilnehmer stehen im Kreis. Der Abstand beträgt dabei etwas mehr als eine Armlänge nach rechts und links.

Der Spielleiter steht mit im Kreis. Er wirft das erste (rote) Sandsäckchen nach rechts zum übernächsten Teilnehmer (2 vor). Der wirft das Sandsäckchen (1 zurück) – also zum Teilnehmer der links neben ihm steht. Jetzt wird wieder 2 vor – also zum übernächsten Teilnehmer – nach rechts geworfen usw. Nach einigem Ausprobieren bringt der Spielleiter das zweite Sandsäckchen (grün) ins Spiel. Das zweite (grüne) Sandsäckchen wird genauso wie das erste (rote) – immer 2 vor und 1 zurück – geworfen. In einer nächsten Runde kann dann das rote Sandsäcken nach rechts und das grüne nach links auf die Reise geschickt werden. Irgendwann treffen die beiden Sandsäckchen natürlich aufeinander – jetzt ist in hohem Maße Konzentration und Koordination gefragt, aber andererseits auch Spaß garantiert.

Noch schwieriger wird es, wenn die beiden Sandsäckchen zwar in eine Richtung weitergegeben werden, dabei das rote immer 2 vor und 1 zurück, und das grüne jeweils 3 vor und 2 zurück geworfen wird.

- Abstand zwischen den Teilnehmern verringern oder vergrößern
- Andere Materialien (z. B. verschiedene Bälle) verwenden
- Mit mehr als zwei Sandsäckchen spielen
- 1–2 Sandsäckchen starten rechts herum und 1–2 Sandsäckchen starten links herum.

Bei großen Gruppen (mehr als 15 Teilnehmer) sollte in zwei Kreisen parallel gespielt werden.

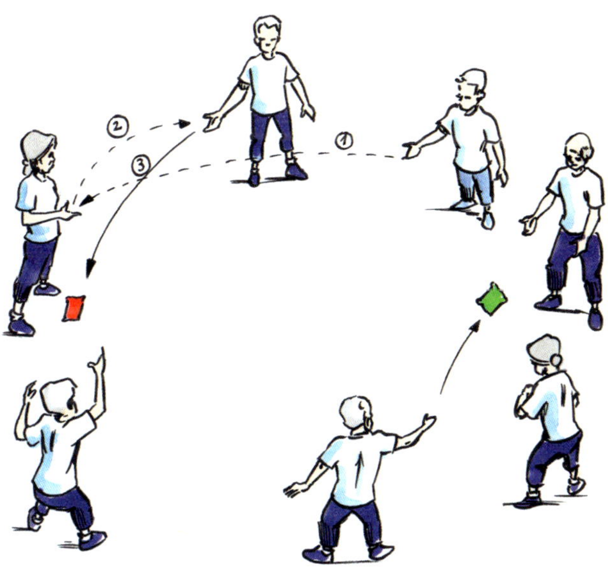

Angestiftet

- Koordinative Fähigkeiten (Gleichgewicht, Anpassung, Differenzierung)
- Wahrnehmung

- je Teilnehmer einen dicken Stift (z. B. Edding oder Textmarker)

Die Teilnehmer bilden Paare und stehen sich gegenüber.

Zwischen ihren nach vorn gestreckten Zeigefingern klemmen die Spielpaare einen dicken Stift. Die Stifte sollen nur mit den Fingerkuppen berührt werden. Klappt das, gilt das Paar als „angestiftet“ und kann jetzt beginnen, Bewegungen durchzuführen (rückwärts/vorwärts/seitlich gehen, mit den Armen Kreise „malen“, hinsetzen, ...). Zu Beginn kann vereinbart werden, wer die Bewegungen anführt.

- Der Spielleiter stellt den Paaren Aufgaben, welche die Partner gemeinsam, immer mit dem Stift zwischen sich, lösen müssen (z. B. im Kreis drehen, über ein Hindernis steigen, hinsetzen und aufstehen, ...). Welches Paar hat das meiste Fingerspitzengefühl?
- Nur mit der rechten Hand, nur mit der linken Hand, mit beiden Hände gleichzeitig
- Mit geschlossenen Augen
- Mehr als zwei Personen durch Stifte miteinander verbinden

Bei der Variation, bei der die Paare vom Spielleiter Aufgaben gestellt bekommen, kann (wenn denn unbedingt erwünscht) auch mit Ausscheiden gespielt werden: Wer den Stift verliert, muss eine Pause einlegen.

Durch das „Ausscheiden“ bei Spielen entstehen möglicherweise lange Wartezeiten. Bei diesem Spiel könnten die Paare alle in der einen Hälfte der Halle starten. Verliert ein Paar den Stift, muss es in den anderen Teil der Halle wechseln und dort weiter spielen. So kann weiter gespielt werden, bis je nach Gruppengröße 1, 2 oder 3 Siegerpaare übrig bleiben.

Balla Balla

- Koordinative Fähigkeiten (Reaktion, Differenzierung, Orientierung, Anpassung)

- je Teilnehmer 1 Ball
- viele verschiedene Bälle, verschiedene Farben, Größen und Materialien (Gymnastikball, Tennisball, Tischtennisball, Igelball, Wasserball, Fußball, ...)

Die Teilnehmer stehen im Kreis im Abstand von ca. 1 m.

Die Mitspieler stehen im Kreis. Der Spielleiter bringt einen Ball nach dem anderen ins Spiel. Die Aufgabe der Mitspieler ist es, alle Bälle immer in Bewegung zu halten.

- Anzahl der Bälle verringern oder erhöhen
- Bälle nur rollen, nur werfen oder nur prellen
- Bälle nur mit den Händen berühren
- Bälle nur mit den Füßen berühren (schießen)
- Fußball nur mit dem linken Fuß, Tennisball nur mit dem rechten Fuß, Wasserball nur mit den Händen, ...

Je nach vorhandenen Fähigkeiten der Spieler sollte zunächst mit 2–3 verschiedenen Bällen gespielt und die Anzahl der Bälle langsam gesteigert werden.

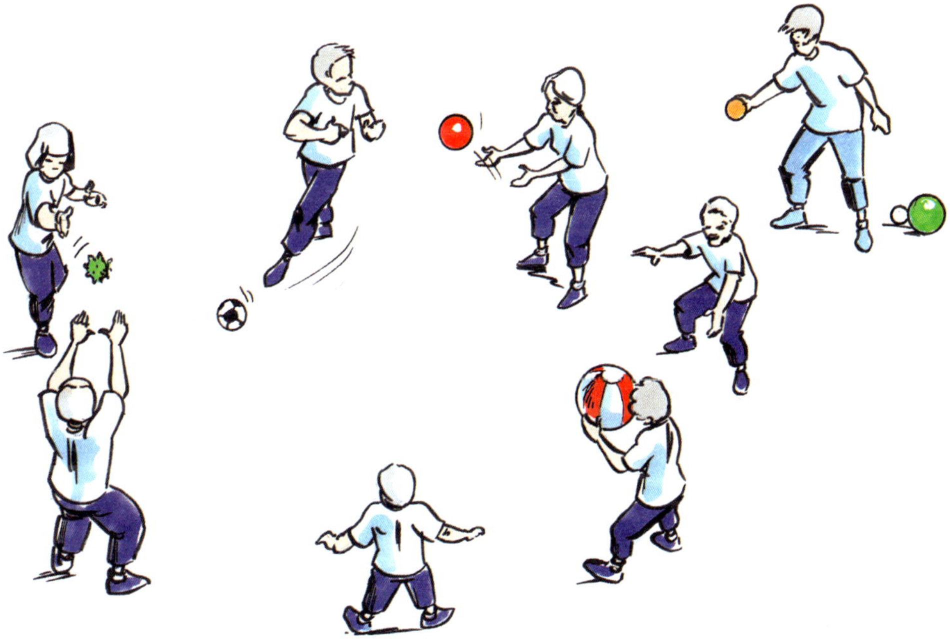

Balance-Akt

- Koordinative Fähigkeiten (Anpassung, Differenzierung)
- Kooperation
- Geschicklichkeit
- Wahrnehmung

- je Paar 10–15 Korken
- Kreppklebeband zum Markieren der Start- und Ziellinie

Die Teilnehmer bilden Paare.
Jedes Paar erhält 10–15 Korken.

An der Startlinie stehen sich die Teilnehmer paarweise gegenüber. Für jedes Paar liegen auf einem Hocker oder einer Langbank 10–15 Korken bereit. Die Korken sollen zwischen zwei Fingern der beiden Teilnehmer eingeklemmt zur Ziellinie transportiert werden. Die Paare dürfen dabei frei entscheiden, wie viele Korken sie auf einmal nehmen und zwischen welchen Fingern sie die Korken transportieren wollen. Es muss nur immer jeweils ein Finger der beiden Partner am Korken sein.

Alle Korken, die unterwegs zu Boden fallen, müssen wieder zum Start mitgenommen werden. Verliert ein Paar beispielsweise unterwegs 2 von 5 eingeklemmten Korken, darf es mit den 3 restlichen Korken weitergehen und versuchen, sie ins Ziel zu bringen. Auf dem Rückweg werden die heruntergefallenen Korken eingesammelt und mit zum Start zurückgenommen. Es gewinnt das Paar, welches zuerst alle seine Korken ins Ziel balanciert hat.

- Teilnehmer müssen Hindernisse umlaufen oder übersteigen.
- Korken zwischen anderen Körperteilen einklemmen (z. B. Handrücken, Unterarm, ...).

Einladung zum Test!

Sport Praxis

+ Der Übungsleiter

Seit über 50 Jahren die führende deutsche Fachzeitschrift für Sportlehrer, Übungsleiter und Trainer

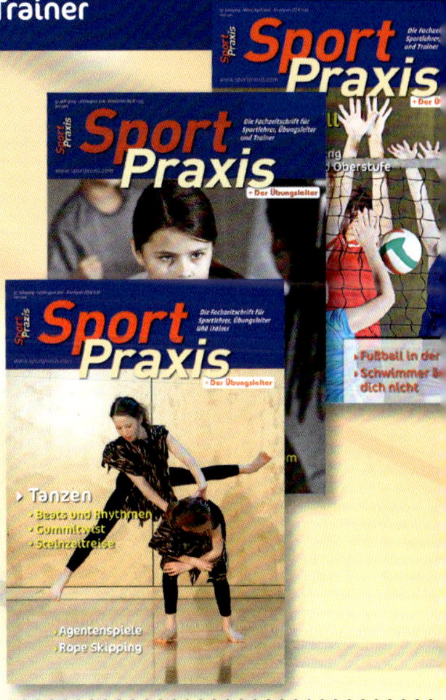

Ob Sie:

- **neue Ideen** für Ihre Schul- und Vereinsstunde
- komplette **Stundenbilder** zu allen Sportarten
- erfolgreiche und zeitgemäße **methodische** Konzepte
- aktuelle **Erkenntnisse** aus Sportpädagogik und -didaktik
- Hinweise zu **Tagungen**, **Kongressen** und **Workshops**
- **Rezensionen** zu neuen Fachbüchern
  und vieles mehr ...

im modernen Layout suchen:

Mit der SportPraxis sind Sie immer eine Nasenlänge voraus!

Die **SportPraxis** erscheint pro Jahr in 6 Doppelheften (12 Ausgaben) und kostet im Abonnement € 56,– (ermäßigt für Studenten / Referendare € 39,95).

... nutzen Sie noch heute unsere Test-Einladung!

Preisstand 2016 – Änderungen vorbehalten

Hier unser Kennenlern-Angebot!

Sie haben die Wahl!

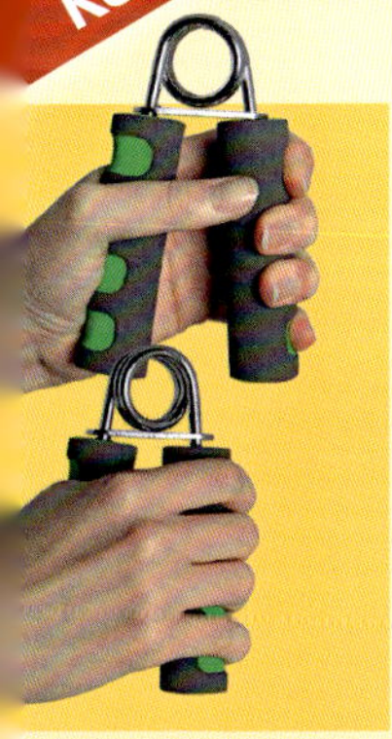

1. Sie bestellen **unverbindlich** ein **kostenloses Testheft** und erhalten dazu als Geschenk das Poster **„Aufwärmspiele“**!

2. Sie entscheiden sich für ein **Mini-Abonnement** mit zwei aktuellen Doppelheften zum **günstigen Testpreis von nur € 11,95** incl. Mehrwertsteuer und Versandkosten. Zusätzlich zu dem Poster „**Aufwärmspiele**“ erhalten Sie **gratis** das Sonderheft „**Runde Sache**“!

Wenn Sie sich für ein Abonnement entscheiden und die **SportPraxis** regelmäßig zum Preis von € 56,– (Studenten und Referendare € 39,95, bitte Bescheinigung beilegen,) für 12 Monate zzgl. Versandkosten beziehen möchten, brauchen Sie nichts weiter zu tun. Ansonsten erhalten wir von Ihnen bis spätestens 14 Tage nach Erhalt des **Testheftes** bzw. des zweiten Heftes des **Mini-Abonnements** eine entsprechende Nachricht (Post, Fax, E-Mail). Als Neuabonnent(in) steht Ihnen ein **Begrüßungsgeschenk** zu, und zwar das bewährte **„Handmuskel–Trainings–Set“**!

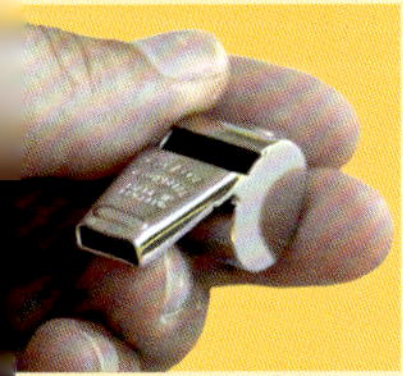

3. Schnellentschlossene profitieren zusätzlich! Als **„Sofort-Abonnent(in)“** bekommen Sie alle vorgenannten Geschenke gleich mit der ersten Lieferung und außerdem **als Zusatzgeschenk die „original Schiedsrichterpfeife“**, mit der Sie sich stilvoll überall Gehör verschaffen können!

Ob so oder so: Entscheiden Sie sich noch heute für die **SportPraxis**, denn damit haben Sie in jedem Fall **die erste Wahl** getroffen!

Bechertennis

- Koordinative Fähigkeiten (Anpassung, Reaktion)

- je Teilnehmer 1 Plastikbecher (z. B. Joghurtbecher)
- je Paar 1 Tischtennisball

Die Teilnehmer bilden Paare, und die Paare stehen sich gegenüber.

Mit dem Joghurtbecher (o. Ä.) spielen sich die Paare, die sich gut in der Halle verteilt haben, den Tischtennisball zu. Vor dem „Fangen“ darf der Ball nur 1 Mal auf den Boden prellen. Wird der Ball nicht gefangen oder prellt er häufiger als 1 Mal auf den Boden, bekommt der Partner einen Punkt. Es gewinnt der Spieler, der zuerst 11 Punkte erzielt.

- Den Abstand zwischen den Teilnehmern vergrößern
- Der Ball muss ohne vorheriges Prellen gefangen werden
- Abwechselnd mit der rechten und linken Hand spielen

Das Spiel kann gut auch im Sitzen gespielt werden.

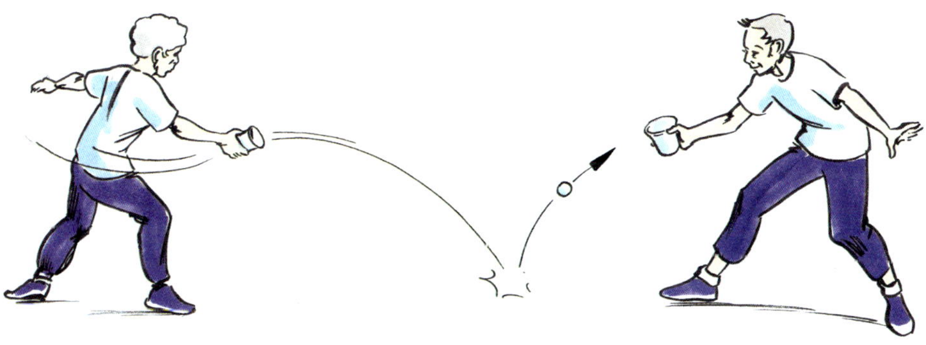

Flasche bewachen

- Koordinative Fähigkeiten (Reaktion, Differenzierung)
- Kooperationsfähigkeit

- 1 Kunststoff-Flasche (oder 1 Kegel)
- 1 Schaumstoffball (leichter Ball)

Die Teilnehmer stehen im Kreis.
In der Kreismitte steht eine Flasche.

Die Teilnehmer stellen sich im Kreis auf. In der Kreismitte stehen eine Flasche und ein Teilnehmer, der die Flasche bewachen muss. Der Abstand zwischen Flasche und den Spielern im Kreis sollte etwa 5–6 m betragen. Alle anderen Spieler versuchen, mit dem Ball die Flasche zu treffen. Wird die Flasche nicht getroffen, wird der Ball schnell von einem Spieler aufgenommen und ohne Pause weitergespielt. Je geschickter die Gruppe sich untereinander den Ball zuwirft, um so eher kann ein Wurf auf die Flasche zum Erfolg führen.

Auch wenn die Flasche nach 2–3 Minuten nicht getroffen wurde, sollte der Bewacher ausgewechselt werden, sodass jeder Spieler einmal die Flasche bewachen muss.

Bei großen Gruppen (mehr als 14 Teilnehmer) sollte in zwei Kreisen gleichzeitig gespielt werden.

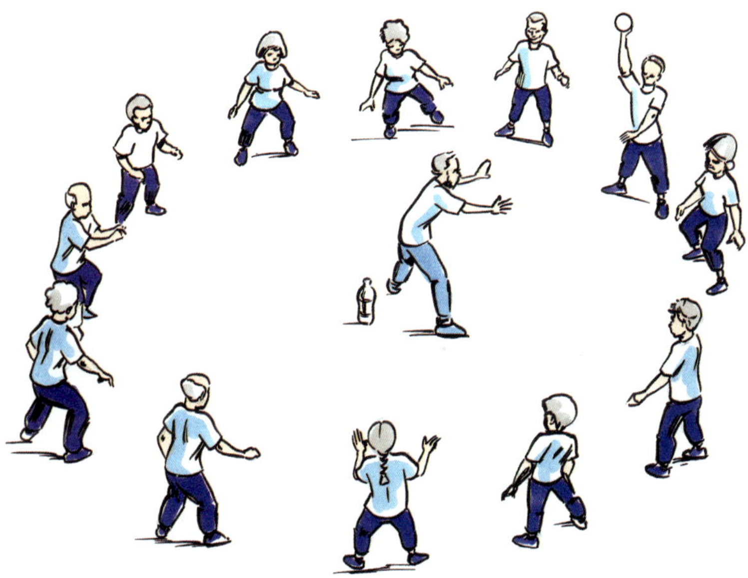

Bierdeckel-Wurf

- Koordinative Fähigkeiten (Differenzierung, Anpassung)

- je Teilnehmer 3 Bierdeckel
- Matte, Reifen, umgedrehter kleiner Kasten o. Ä. als Ziel

Es werden mehrere Mannschaften mit je 3–5 Teilnehmern gebildet. Jeder Teilnehmer hat 3 Bierdeckel. Je Mannschaft wird in der Halle ein Ziel (Matte oder umgedrehter Kasten) platziert. Alle haben den gleichen Abstand zum Ziel (ca. 6 m).

Ziel des Spiels ist es, möglichst viele Bierdeckel im Ziel zu platzieren. Alle Mannschaften starten gleichzeitig auf ein Zeichen des Spielleiters. Die Spieler werfen nacheinander und haben für jeden Bierdeckel maximal 2 Versuche. Wird das Ziel getroffen, ist der nächste Spieler aus der Mannschaft an der Reihe. Nach 2 Fehlversuchen ist ebenfalls der nächste Spieler aus der Mannschaft an der Reihe.
Es gewinnt die Mannschaft mit den am meisten im Ziel platzierten Bierdeckeln.

- Abstand zum Ziel verringern oder vergrößern
- Anzahl der Bierdeckel erhöhen
- Alle Mannschaften spielen auf ein Ziel. Es gewinnt die Mannschaft, die zuerst alle ihre Bierdeckel im Ziel platziert hat.

Wenn mehrere Mannschaften auf ein Ziel werfen, sollten farbige (beklebte) Bierdeckel verwendet werden. Je nach Gruppenzusammensetzung kann es auch ein besonderer Spaß sein, wenn jede Mannschaft mit Bierdeckeln einer eigenen Biersorte spielt.

Chinesisch essen

- Koordinative Fähigkeiten (Anpassung, Differenzierung)
- Geschicklichkeit
- Kooperation

- je Mannschaft 4 Gymnastikstäbe
- je Mannschaft 2 Reifen
- je Mannschaft 6–8 Sandsäckchen

Es werden Mannschaften mit je 4–6 Teilnehmern gebildet. Jede Mannschaft erhält 4 Gymnastikstäbe. Für jede dieser Mannschaften liegen 2 Gymnastikreifen nebeneinander auf dem Boden. In einem der beiden Reifen liegen 6–8 Sandsäckchen.

Ziel des Spiels ist es, die Sandsäckchen nur mit Hilfe der Gymnastikstäbe von einem Reifen in den anderen zu legen. Jeweils 2 Teilnehmer erhalten dafür je 2 Gymnastikstäbe. Die Stäbe können innerhalb der Mannschaften beliebig oft weitergereicht werden. Es gewinnt die Mannschaft, die als erste alle Sandsäckchen in den anderen Reifen gelegt hat.

- Teilnehmer dürfen nur jeweils mit einem Gymnastikstab arbeiten
- Den Abstand zwischen den Reifen verkleinern oder vergrößern
- Anstatt der Sandsäckchen verschiedene Materialien verwenden (Bälle, Tücher, Ringe, ...)

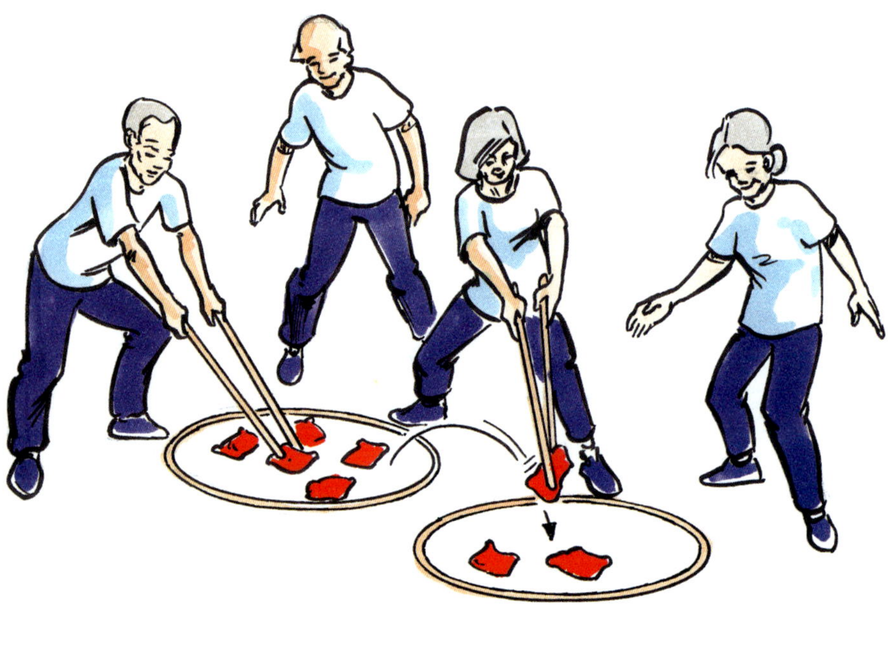

Drei-Scheiben-Spiel

- Koordinative Fähigkeiten (Gleichgewicht, Orientierung, Differenzierung)

- 6 Frisbeescheiben oder 6 Bierdeckel (jeweils 3 in einer Farbe)
- Springseile, Physiobänder oder Kreppklebeband zum Markieren der Tore auf dem Boden

Auf dem Hallenboden werden mit Physiobändern, Springseilen oder Kreppklebeband 2 Tore (ca. 1 m x 1 m) im Abstand von ca. 25 m markiert. Spielfeldbegrenzungen sind nicht nötig. Zwei Mannschaften mit je 2–3 Spielern spielen gegeneinander auf das gegenüberliegende Tor. 3 Frisbeescheiben einer Farbe werden vor den eigenen Torlinien zu einem Dreieck gelegt.

Ziel des Spiels ist es, eine der 3 Frisbeescheiben innerhalb der gegenüberliegenden Torlinien zu platzieren. Dabei muss immer eine Frisbeescheibe durch die beiden anderen hindurch geschossen werden. Es darf nur mit dem Fuß gespielt, nicht gestoppt und nicht über die hintere Torlinie hinaus geschossen werden. Auf ein Zeichen des Spielleiters starten beide Mannschaften gleichzeitig. Die Mannschaft, die als erste eine ihrer Frisbeescheiben innerhalb der Torlinien platziert hat, erhält einen Punkt.

- Spielfeldgröße (Abstände zwischen den Toren) verändern
- Es gewinnt die Mannschaft, die zuerst 5 Punkte erspielt hat.
- Zwei Mannschaften spielen auf 1 Tor. Dabei erschweren die Frisbeescheiben der jeweils anderen Mannschaft das Spiel.
- Mannschaft A und B spielen abwechselnd jeweils einen Zug
- Tore verkleinern oder vergrößern

Die Spielidee basiert auf dem 3-Groschen-Spiel. Dabei sitzen sich zwei Teilnehmer an einem Tisch gegenüber und schubsen die Münzen mit dem gebeugten Zeigefinger über die Tischplatte in ein Ziel.

Beladen balancieren

- Koordinative Fähigkeiten (Anpassung, Differenzierung, Gleichgewicht)

- je Mannschaft die gleiche Anzahl Sandsäckchen und Bierdeckel

Die Teilnehmer bilden Mannschaften mit je 2–4 Spielern.
Jede Mannschaft hat die gleiche Anzahl unterschiedlicher Kleinmaterialien zur Verfügung.

Jeweils ein Teilnehmer jeder Mannschaft steht als „standfeste Person“ zur Verfügung. Seine Körperhaltung wird vorher genau vereinbart (z. B. Arme seitlich gestreckt, Arme angewinkelt nach vorn, Handflächen zum Boden, ...). Alle anderen Spieler der Mannschaft „belegen“ die „standfeste Person“ mit möglichst vielen Sandsäcken und Bierdeckeln. Dafür muss vereinbart werden, wie viele Sandsäckchen oder Bierdeckel maximal gestapelt werden dürfen. Anschließend muss der belegte Spieler drei Schritte gehen. Die Mannschaften bekommen so viele Punkte, wie jetzt noch Sandsäckchen und Bierdeckel auf dem belegten Mitspieler liegen. Jeder Spieler einer Mannschaft ist einmal die „standfeste Person“. Die Punkte werden addiert. Es gewinnt die Mannschaft mit den meisten Punkten.

- Unterschiedliches Material (z. B. Stifte, Postkarten, ...)
- Den Materialien, je nach Schwierigkeitsgrad, unterschiedliche Punktwerte zuordnen
- Zum „Belegen“ eine Zeitvorgabe machen

Die Spielidee basiert auf einem Spiel, das bei einer Übungsleiterfortbildung vorgestellt wurde. Als Material wurden ausschließlich Ess- und Teelöffel verwendet. Deshalb wurde das Spiel auch „Löffellegen“ genannt.

Ha Ha Ha

- Koordinative Fähigkeiten (Reaktion, Rhythmus)

Teilnehmer stehen im Kreis.

Der Spielleiter bestimmt einen Teilnehmer A. A faltet die Hände, hebt die Arme über den Kopf und ruft dabei laut „Ha“. Anschließend falten die beiden Spieler links und rechts von A ebenfalls ihre Hände und schlagen (selbstverständlich ohne Berührung) diese vor den Bauch von A. Dabei rufen beide gleichzeitig ebenfalls „Ha“. Dann senkt A seine Arme ausgestreckt nach vorn und zeigt, während er wiederum laut „Ha“ sagt, auf einen anderen Spieler im Kreis. Möglichst zügig beginnt dieser jetzt von vorn. Auch seine beiden Nachbarn dürfen nicht lange zögern. Die Bewegungen und die „Ha“-Rufe sollen möglichst schnell und in einem gleichmäßigen Rhythmus durchgeführt werden. Wer zu lange zögert, nicht oder falsch reagiert, scheidet aus. Es gewinnen die drei Spieler, die übrig bleiben.

Dieses Spiel eignet sich für Gruppen ab 8 Teilnehmern.

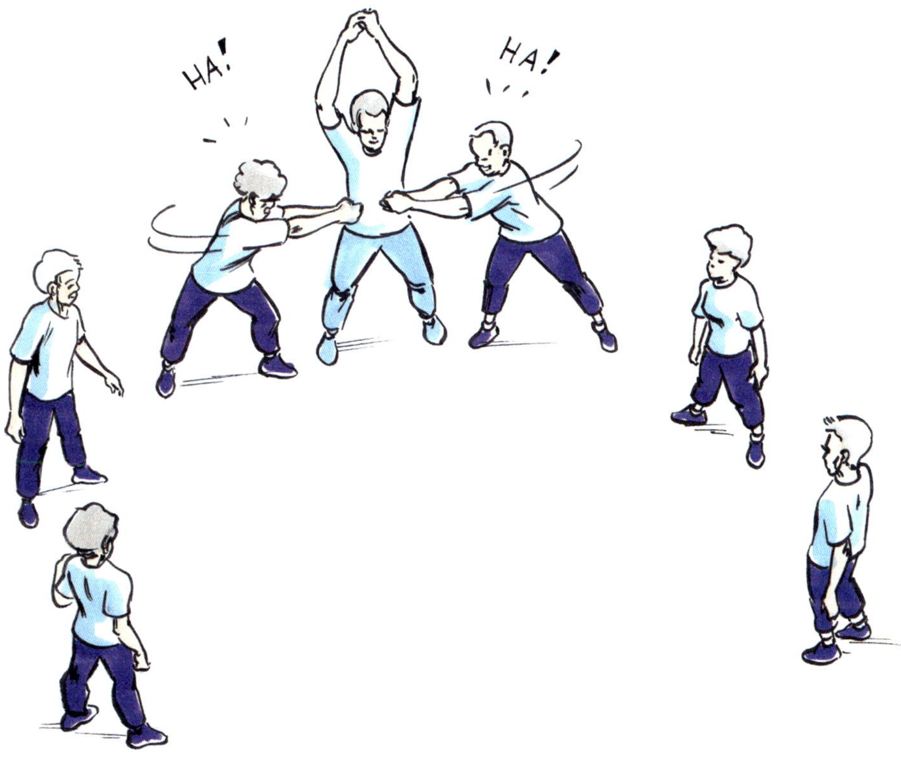

Handtuchrallye

- Koordinative Fähigkeiten (Gleichgewicht, Anpassung)
- Kooperation

- je Paar ein Handtuch
- Kreppklebeband zum Markieren der Start- und Ziellinie

Die Teilnehmer bilden Paare.
Es wird eine Start- und Ziellinie markiert.

Die Paare stehen an der Startlinie, jedes Paar nebeneinander auf einem Handtuch. Sie versuchen, durch Verrutschen des Handtuchs die vereinbarte Strecke zurückzulegen, ohne dass das Handtuch verlassen wird. Verlässt ein Spieler das Handtuch, scheidet das Paar entweder aus, oder es muss an der Startlinie neu beginnen. Es gewinnt das Paar, welches zuerst die Ziellinie erreicht, ohne dabei das Handtuch verlassen zu haben.

- 3 Teilnehmer auf einem Handtuch
- Anstatt der Handtücher können Teppichfliesen (mit der weichen Seite zum Boden) verwendet werden.
- Im Sitzen fortbewegen, dabei dürfen die Füße dann selbstverständlich den Boden berühren.
- Um einen Slalomparcours herum

Bevor das Spiel als „Wettlauf“ gespielt wird, sollte den Teilnehmern ausreichend Zeit gegeben werden, diese ungewöhnliche Art der Fortbewegung, auszuprobieren.

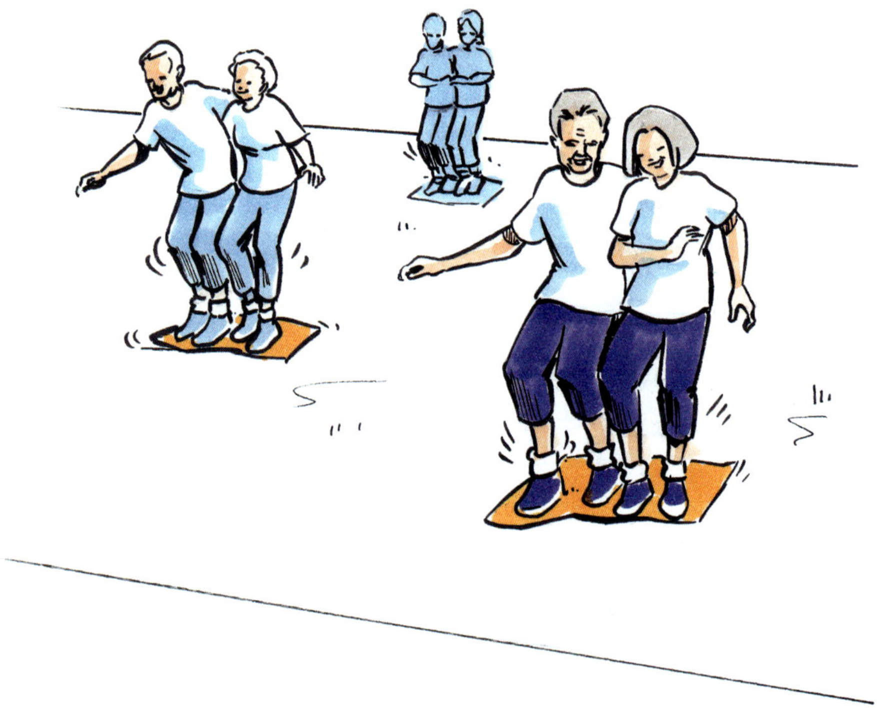

Impuls

- Koordinative Fähigkeiten (Reaktion)
- Konzentration

- 1 Kasten oder Hocker
- 1 Klangholz oder Keule o. Ä.

Die Teilnehmer bilden 2 Mannschaften.
Die Spieler der beiden Mannschaften stehen in einer Reihe nebeneinander und fassen sich an den Händen. Die beiden jeweiligen Mannschaften stehen einander so dicht gegenüber, dass der Spielleiter den beiden ersten Spielern seine Hände geben kann. Im Abstand von ca. 10 m zu den beiden Mannschaften steht auf einem Kasten/Hocker ein Holzstab (Klangholz oder Keule).

Der Spielleiter sendet gleichzeitig an beide Mannschaften einen Impuls (Händedruck). Der Impuls wird jetzt von einem Spieler zum nächsten weitergegeben. Ist der Impuls beim letzten Spieler in der Reihe angekommen, läuft der los und versucht, so schnell wie möglich den Holzstab zu greifen.
Die Mannschaft, die den Holzstab hat, bekommt einen Punkt. Jetzt reihen sich die beiden Läufer in ihrer Mannschaft vorne ein und sind jetzt diejenigen, die dem Spielleiter eine Hand geben. Es wird gespielt, bis jeder Spieler einmal gelaufen und die Ausgangsstellung wieder eingenommen ist. Die Mannschaft mit den meisten erlaufenen Punkten gewinnt.

- Das Spiel kann auch (ohne Gewinner) im Kreis gespielt werden. Der Spielleiter sendet einen Impuls (drücken der rechten oder linken Hand), bis er wieder bei ihm angekommen ist. Je schneller die Impulse weitergegeben werden, desto häufiger gibt der Spielleiter erneute Impulse. Was passiert, wenn ein Impuls in beide Richtungen gleichzeitig gesendet wird?
- Laufweg verlängern oder verkürzen

Bei größeren Gruppen spielen mehrere Mannschaften (jeweils 6–10 Teilnehmer) gegeneinander.

Irre Pfeile

- Koordinative Fähigkeiten (Reaktion, Orientierung)

- 2 große Pfeile in unterschiedlichen Farben (auf DIN A4)

Die Teilnehmer stehen frontal zum Spielleiter im versetzten Block (mehr als eine Armlänge Abstand zueinander).

Der Spielleiter hält einen Pfeil für alle Teilnehmer gut sichtbar hoch und zeigt mit dem Pfeil an, in welche Richtung sie ihre Arme bewegen sollen. Die Teilnehmer zeigen mit beiden Armen in die entsprechende Richtung und sprechen dazu laut mit: rechts, links, oben, unten.

Dann sollen die Teilnehmer zwar wieder laut die Richtung sagen, in die der Pfeil zeigt, aber mit beiden Armen in die entgegengesetzte Richtung zeigen. Dann genau andersherum: Die „falsche" Richtung sagen und mit beiden Armen in die angezeigte Richtung zeigen.

- Zu einer größeren koordinativen Herausforderung wird dieses Spiel, wenn im Wechsel mit zwei Pfeilen gleichzeitig gespielt wird:
  Bei „rot" die angezeigte Richtung sagen und in die entgegengesetzte Richtung zeigen.
  Bei „blau" die entgegengesetzte Richtung sagen und in die angezeigte Richtung zeigen.
- Bewegungsintensiver wird das Spiel, wenn die Teilnehmer die Richtungen nicht mit den Armen anzeigen, sondern mit kleinen schnellen Schritten in die angezeigte oder entgegengesetzte Richtung gehen oder laufen (rechts, links, vor, zurück).

Diese Spielidee wurde vom NTB (Niedersächsischer Turnerbund)-Referenten Marc Johänntgen entwickelt. Sie basiert auf einer alten Spielidee, die „Verkehrspolizisten-Spiel" (oder so ähnlich) heißt. Dabei wurde mit 4 schwarzen Pfeilen auf einem großen Plakat gespielt. Marc hat dem Spiel dann einfach etwas Farbe und den Namen „geile Pfeile" gegeben. Viele Übungsleiter und Referenten haben die Erfahrung gemacht, dass „geile Pfeile" oder „irre Pfeile" bei den Teilnehmern deutlich besser ankommen als das „Verkehrspolizisten-Spiel" oder das Spiel „Richtungen zeigen und benennen".

Klatschball

- Koordinative Fähigkeiten (Rhythmus, Reaktion)

- 1 Ball (Gymnastik-, Hand- oder Volleyball)
- Kreppklebeband oder Physiobänder zum Markieren der Mittellinie

Die Teilnehmer bilden 2 Mannschaften (A und B).
Die Halle wird in zwei Spielfelder geteilt.

Die Mannschaften stellen sich in ihrer Hälfte ca. 2–3 m von der Mittellinie entfernt auf. Ein Spieler der Mannschaft A wirft den Ball einem Spieler der Mannschaft B zu. Alle Spieler der Mannschaft A klatschen, während der Ball geworfen wird, in die Hände. In dem Moment, wo der Ball gefangen wird, stampfen alle Spieler der Mannschaft B laut mit einem Fuß auf. Jetzt wirft und klatscht Mannschaft B – Mannschaft A fängt den Ball und stampft mit dem Fuß.

Ziel des Spiels ist es, dass die beiden Mannschaften durch gleichmäßiges Werfen und Fangen einen Rhythmus klatschen und stampfen.

- Jeweils 2 mal klatschen und 2 mal stampfen
- Rhythmus vorgeben: z. B. 1 Mal klatschen – 1 Mal stampfen – 2 Mal klatschen – 1 Mal stampfen – 1 Mal klatschen – 2 Mal stampfen (kurz – kurz – lang)

Wenn der Rhythmus schneller geklatscht und gestampft werden soll, muss der Abstand zur Mittellinie verringert werden, damit der Ball nicht so lange in der Luft ist.

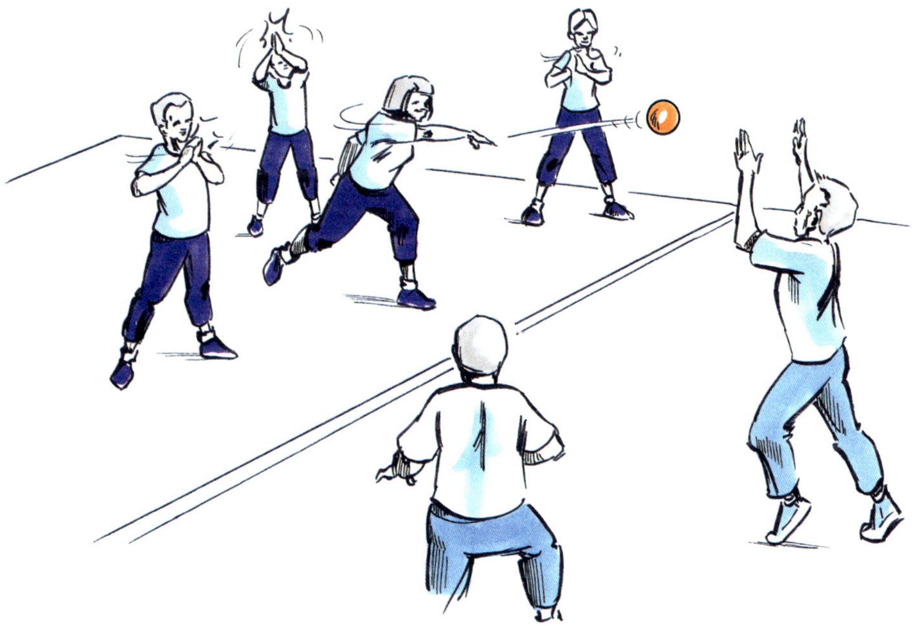

Meine/Deine/Unsere Beine

- Koordinative Fähigkeiten (Rhythmus, Reaktion)

- je Teilnehmer 1 Hocker oder Stuhl

Die Teilnehmer sitzen in einem engen Kreis.

Alle Teilnehmer haben ihre Hände auf den Oberschenkeln abgelegt. Die Teilnehmer schlagen auf die eigenen Schenkel – dann um ein Bein nach rechts versetzt (linke Hand schlägt auf das eigene rechte Bein und rechte Hand schlägt auf den linken Schenkel des rechten Nachbarn) – und um ein weiteres Bein versetzt mit beiden Händen auf die Schenkel ihres rechten Nachbarn. Jetzt rückwärts, das heißt, immer um einen Schenkel versetzt nach links, bis beide Hände wieder auf die eigenen Beine und ohne Pause in Richtung des linken Nachbarn weiter schlagen. Dabei soll in einem (zunächst sehr langsamen und dann immer schneller werdenden) Rhythmus „geschlagen" und wie folgt laut mitgesprochen werden:

- Hände auf den eigenen Schenkeln: „meine Beine"
- 1 Hand auf dem eigenen Schenkel und 1 Hand auf den Schenkel des Nachbarn: „unsere Beine"
- beide Hände auf den Schenkeln des Nachbarn: „deine Beine"

- Immer zweimal schlagen
- Auf den eigenen Beinen zweimal und fremden Beinen einmal schlagen

Einen gemeinsamen Rhythmus zu schlagen und „das Richtige" dabei zu sprechen ist schwieriger, als man anfangs vermuten mag. Also bitte sehr langsam beginnen und den Teilnehmern Zeit zum Korrigieren geben.

Mülltütenvolleyball

- Koordinative Fähigkeiten (Orientierung, Anpassung)
- Kooperation

- je Paar eine Mülltüte
- Schaumstoff- oder Wasserbälle (leichter Ball)
- 1 Leine, Zauberschnur oder Band
- evtl. Kreppklebeband zum Markieren der Spielfelder

Die Teilnehmer bilden 2 Mannschaften.
Wenn möglich, wird die Spielfläche mit einer Schnur oder einem Band (in etwa 1,50 m Höhe) in zwei Felder geteilt. Sind keine Befestigungsmöglichkeiten vorhanden, kann das Spielfeld und die Mittellinie mit Kreppklebeband, Hütchen o. Ä. markiert werden.

Die Mannschaften stehen in ihren Spielfeldern. Die Spieler stehen sich paarweise gegenüber und fassen jeweils die kurze Seite einer Mülltüte. Zunächst erhalten jeweils 2 gegnerische Paare einen Ball. Sie versuchen, den Ball so über die Schnur spielen, dass er vom Paar auf der anderen Seite mit der Mülltüte aufgefangen werden kann.

Nach einiger Zeit des Ausprobierens spielen die beiden Mannschaften gegeneinander – natürlich nur noch mit einem Ball. Allerdings sollten beim Mülltütenvolleyball nicht die klassischen Volleyballregeln gelten. Es geht einfach darum, den Ball so im gegnerischen Feld zu platzieren, dass kein Paar der anderen Mannschaft den Ball mit seiner Mülltüte auffangen kann. Die Gegner versuchen, den Ball zu fangen und zurückzuspielen. Dazu dürfen sie sich den Ball nur 3 Mal untereinander zuspielen, bevor der Ball wieder über die Mitte geworfen werden muss.

Für jeden im gegnerischen Feld platzierten Ball gibt es einen Punkt. Wird der Ball nicht gefangen, berührt er die Schnur oder wird unter der Schnur hindurch gespielt, gibt es einen Punkt jeweils für die gegnerische Mannschaft. Landet der Ball außerhalb der Spielfeldbegrenzung, gibt es ebenfalls einen Punkt für die gegnerische Mannschaft. Es gewinnt die Mannschaft, die als erste 10 Punkte erzielt hat.

Vor Beginn des Spiels sollte den Teilnehmern ausreichend Zeit zur Verfügung stehen, das ungewöhnliche Material auszuprobieren.

Dieses Spiel eignet sich für eine Gruppengröße von bis zu 20 Teilnehmern (maximal 10 je Mannschaft). Bei größeren Gruppen kann mit „Auswechselspielern" gespielt werden.

Rhythmus schlagen

- Koordinative Fähigkeiten (Rhythmus)
- Wahrnehmung

- je Teilnehmer 2 kleine Steine

Die Teilnehmer stehen im Kreis.
Jeder Teilnehmer erhält 2 kleine Steine.

Der Spielleiter und die Teilnehmer stehen im Kreis. Der Spielleiter gibt vor, in welchem Rhythmus die beiden Steine aneinander geschlagen werden sollen. Die Teilnehmer versuchen nun, die Anzahl der Schläge, deren Dauer und die Pausen zwischen den Schlägen nachzumachen und den gleichen Rhythmus zu schlagen wie der Spielleiter. Beim Finden und Ausprobieren neuer Rhythmen sollten die Anregungen der Teilnehmer unbedingt aufgegriffen werden.

- Teilnehmer gehen während sie den Rhythmus schlagen, frei in der Halle umher
- Anstatt der Steine können auch Klanghölzer, Koch- oder Esslöffel aneinander geschlagen werden.
- Jeweils Gruppen von 3–4 Teilnehmern denken sich einen eigenen Rhythmus aus – dann schlagen alle Gruppen gleichzeitig ihren Rhythmus.

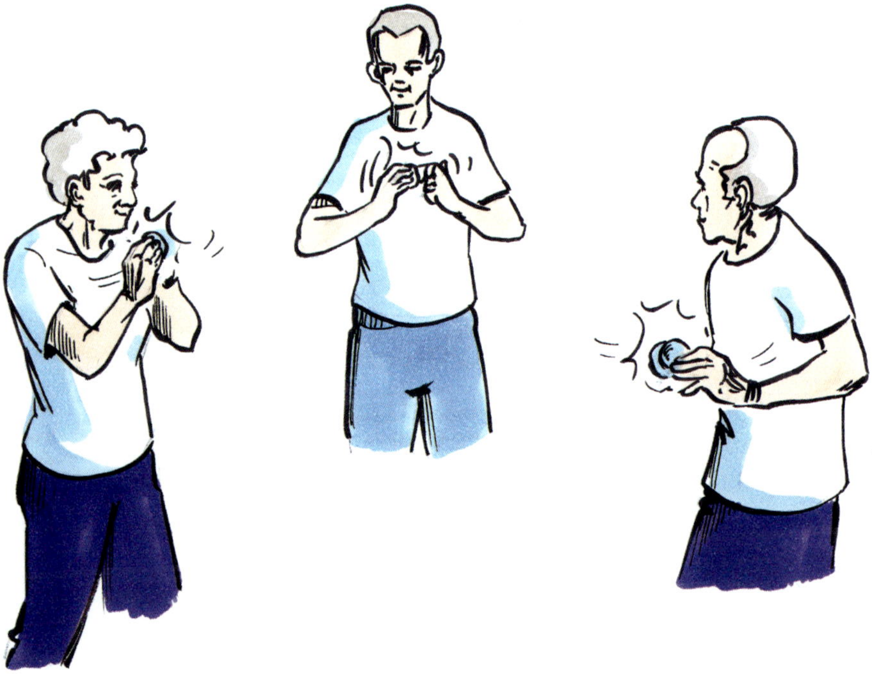

Schenkel klopfen

- Koordinative Fähigkeiten (Reaktion)
- Konzentration

- je Teilnehmer 1 Hocker oder Stuhl

Die Teilnehmer sitzen in einem engen Kreis auf ihren Stühlen.

Alle Teilnehmer haben ihre Hände auf den Oberschenkeln abgelegt. Die Hände werden dabei immer um einen Oberschenkel versetzt bei den Nachbarn rechts und links abgelegt. Die Arme aller Teilnehmer kreuzen sich, sodass jeder Teilnehmer zwei fremde Hände zwischen seinen eigenen liegen hat.

Ein Teilnehmer beginnt, indem er mit einer Hand seinem Nachbarn auf den Schenkel klopft. Beginnt er mit der rechten Hand, wird das Signal nach rechts weitergegeben und die nächste Hand in dieser Richtung ist an der Reihe mit Klopfen. Klopft jemand mit einer Hand zweimal hintereinander, ändert sich die Richtung. Klopft eine Hand zu früh oder zu spät (oder gar nicht), scheidet diese Hand aus. Sind beide Hände eines Teilnehmers ausgeschieden, bleibt er im Kreis als Beobachter sitzen. Es gewinnen die beiden Teilnehmer, die zuletzt noch mindestens eine Hand im Spiel haben.

- Ausgeschiedene Beobachter können als „Störfaktor" ihre Hände auf den eigenen Oberschenkeln ablegen, beteiligen sich aber weiter nicht mehr am Spiel. Das heißt, sie klopfen nicht mehr mit.

Bei größeren Gruppen sollte parallel in zwei Kreisen gespielt werden.
Der Spielleiter kann die Teilnehmer zu einem taktischen Verhalten anregen. Die Mitspieler können z. B. durch Richtungsänderung (zweimaliges Klopfen) bei gleichzeitigem Blick in die andere Richtung durcheinander gebracht werden.

Stabballett

- Koordinative Fähigkeiten (Reaktion)
- Konzentration

- je Teilnehmer 1 Gymnastikstab

Die Teilnehmer stehen im Kreis.

Jeder Teilnehmer erhält einen Gymnastikstab, der vor ihm senkrecht auf den Boden gestellt wird. Auf ein Kommando des Spielleiters lässt jeder seinen Stab los, geht schnell zum Platz seines rechten Nachbarn und greift den dort stehenden Stab, bevor er zu Boden fällt. Nach ein paar Runden rechts und links herum kann das Spiel dadurch erschwert werden, dass der Spielleiter die Richtung jedes Mal neu ansagt. Ziel des Spiels ist es, dass alle Teilnehmer so oft wie möglich die jeweils nächsten Stäbe erreichen, ohne dass diese zu Boden fallen.

- Die Gymnastikstäbe werden senkrecht auf der rechten Handfläche balanciert. Auf ein Kommando des Spielleiters lässt jeder seinen Stock in Richtung seines rechten Nachbarn fallen, um mit der anderen Hand den Stock des links von ihm stehenden Nachbarn zu greifen, bevor dieser auf den Boden fällt.

Achtung! Um Verletzungen zu vermeiden, sollte diese Variante nur mit leichten Kunststoffstäben gespielt werden.

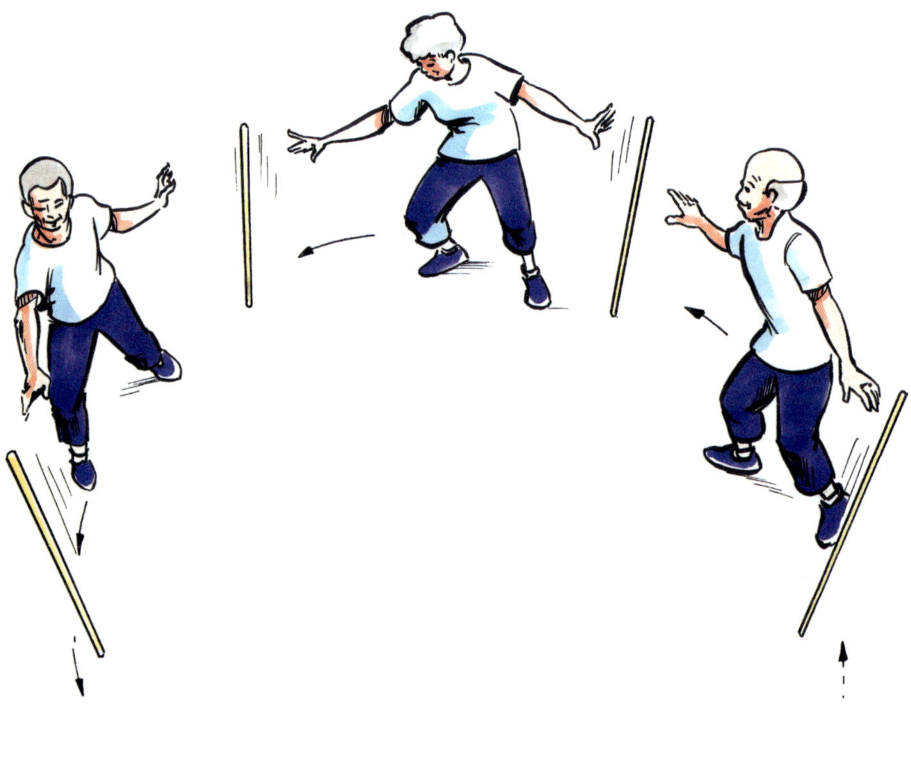

Verflixte Kreise

- Koordinative Fähigkeiten (Orientierung)
- Konzentration

Die Teilnehmer stehen im Halbkreis.

A) Die Teilnehmer nehmen beide Arme in die Hochhalte. Die Arme sollen in entgegengesetzte Richtungen Kreise beschreiben. Ein Arm wird langsam vorwärts und der andere Arm rückwärts gedreht.

B) Der rechte Fuß beschreibt, knapp über dem Boden, Kreise im Uhrzeigersinn (rechts herum). Zusätzlich „malt" die rechte Hand Kreise entgegen dem Uhrzeigersinn in die Luft. Dann mit dem linken Fuß und der linken Hand kreisen. Und schließlich über Kreuz: linker Fuß und rechte Hand bzw. rechter Fuß und linke Hand kreisen gegengleich.

C) Den allermeisten Teilnehmern sicher bekannt ist das „Bauch streicheln": Dabei streicht die rechte Hand im Uhrzeigersinn kreisend über den Bauch. Die flache linke Hand klopft gleichzeitig sanft von oben auf den Kopf (ohne kreisende Bewegungen). Und weil dieses Spiel so bekannt ist, machen die Teilnehmer es anschließend genau andersherum: Eine Hand kreist über dem Kopf und die andere Hand klopft sanft auf den Bauch.

- Die beschriebenen Bewegungen sollten zunächst einzeln ausgeführt, dann erst zusammengesetzt und variiert werden.
- Als Partnerübung; dabei wird ein Arm oder Bein vom Partner gehalten und geführt.

Die Bewegungsaufgaben sind für manche Teilnehmer auf Anhieb nicht lösbar. Der Spielleiter sollte vermitteln, dass es nicht so sehr auf die korrekte Durchführung, als vielmehr auf den Versuch und den Spaß am Ausprobieren ankommt.

Der Spielleiter achtet darauf, dass die Bewegungen immer mit rechts und links (Arm, Hand, Bein, Fuß) ausprobiert werden bzw. immer mal wieder die Richtung gewechselt wird.

Yin Yang

- Koordinative Fähigkeiten (Reaktion)
- Konzentration

Die Teilnehmer stehen im Kreis.

Einer der Teilnehmer beginnt das Spiel, indem er eine Hand mit ausgestreckten Fingern auf seinen Kopf legt und „Yin“ sagt. Legt er seine rechte Hand auf den Kopf, zeigen seine Finger nach links. Das bedeutet, sein linker Nachbar ist jetzt an der Reihe. Hat er aber seine rechte Hand auf dem Kopf, muss der linke Nachbar weitermachen. Der Teilnehmer, auf den die ausgestreckten Finger zeigen, legt jetzt eine Hand (ebenfalls mit ausgestreckten Fingern) unter sein Kinn und sagt „Yang“. Zeigen seine Finger dabei nach links, muss sein linker Nachbar weitermachen. Dieser (dritte Teilnehmer) zeigt mit den Fingerspitzen auf einen beliebigen anderen Teilnehmer im Kreis und bleibt dabei stumm. Derjenige, auf den gezeigt wurde, beginnt von vorn. So wird jetzt immer weiter und immer schneller gespielt: „Yin“ – „Yang“ – Schweigen.

Hält einer der Teilnehmer die richtige Reihenfolge nicht ein oder sagt das falsche Wort, tritt er aus dem Kreis zurück und wird zum „Störfaktor“. Er darf jetzt von außen alles Mögliche tun, um die Konzentration der anderen Spieler zu stören. Allerdings muss er dabei zu jedem Spieler im Kreis mindestens 1 m Abstand haben. Die Anzahl der „Störfaktoren“ wird sich im Laufe des Spiels immer weiter erhöhen, sodass es für den immer kleiner werdenden Kreis der Spieler zunehmend schwieriger wird, sich zu konzentrieren. Wenn nur noch drei Spieler übrig sind, werden diese als „Meister der Konzentration“ gekürt.

- Ohne Konzentrations-Störer spielen
- Die „Störfaktoren“ dürfen auch im Kreisinneren agieren.

Mit großen Gruppen (mehr als 14 Teilnehmer) sollte in zwei Kreisen parallel gespielt werden. Das Gelingen dieses Spiels hängt zu einem wesentlichen Teil von der Konzentrationsfähigkeit der Teilnehmer ab. Wenn der Spielleiter bemerkt, dass das Spiel durch nachlassende Konzentration der Teilnehmer als „Stress“ empfunden wird, sollte das Spiel möglichst bald (dann eben mit einer größeren Anzahl von „Meistern der Konzentration“) beendet werden.

Der wesentliche Charakter von Kooperationsspielen ist es, dass die gesamte Gruppe oder aber alle Mitglieder einer Mannschaft gemeinsam eine Aufgabe zu lösen haben. Kooperationsspiele fördern die Fähigkeit der gemeinschaftlichen Zusammenarbeit und stärken das Gemeinschaftsgefühl. Nur wenn innerhalb einer Gruppe jeder mit dem anderen kooperiert, wird die Gruppe zusammen ans Ziel kommen. Der soziale Aspekt steht bei Kooperationsspielen also klar im Vordergrund.

Durch Kooperationsspiele können die Teilnehmer lernen, ihre eigenen Fähigkeiten besser einzuschätzen und in die Gruppe einzubringen. Es kommt aber auch darauf an, die Fähigkeiten der Mitspieler einzuschätzen und diese zu akzeptieren. Je besser das innerhalb einer Gruppe gelingt, desto eher kann gemeinschaftlich ein Ziel erreicht oder eine Aufgabe gelöst werden.

Das individuelle Anpassen von Spielregeln auf die Gruppe ist bei Kooperationsspielen mit Älteren unbedingt erforderlich. Außerdem ist der Spielleiter gefordert, auf ausgewogene Gruppen bzw. Chancengleichheit zu achten. Auch dann, wenn mehrere Mannschaften „gegeneinander" spielen, sollte der Wettkampfcharakter eine untergeordnete Rolle spielen. Bei Spielformen wie z. B. „Decke wenden" oder „Transportlösungen" spielen zwar mehrere Gruppen gegeneinander, allerdings ist jeder Teilnehmer auf seine Mitspieler angewiesen, um die Aufgabe zu lösen.

Eine Spielregel gilt es bei Kooperationsspielen in jedem Fall einzuhalten: „Keine Schuldzuweisungen". Es gibt es keinen „echten" Verlierer, denn das Ziel solcher Spiele ist Kooperation zu erzeugen und nicht siegen.

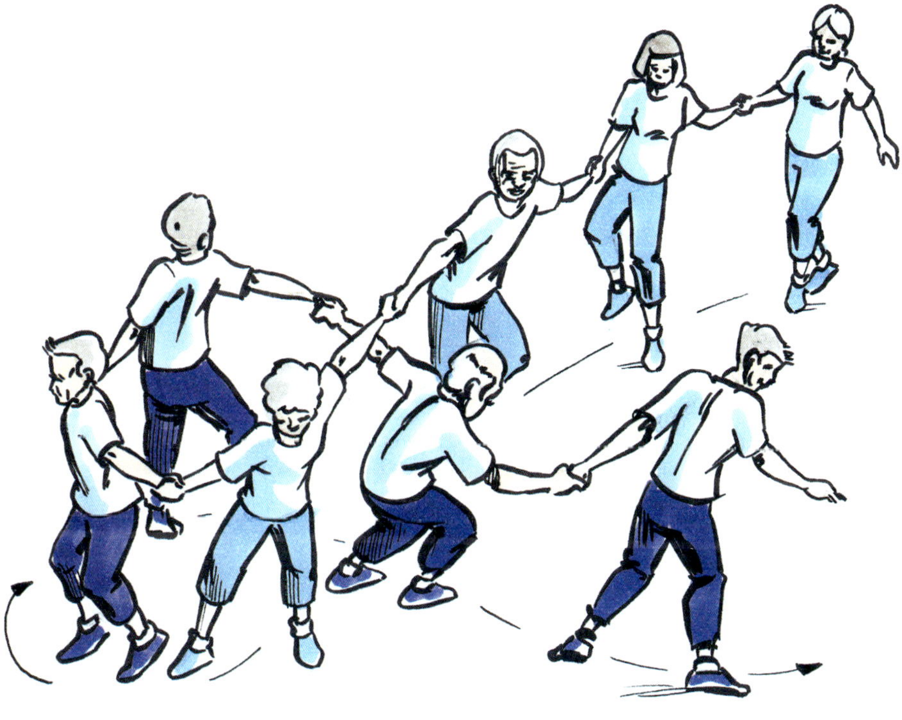

Blind zählen

- Kooperation
- Wahrnehmung

Die Teilnehmer verteilen sich frei in der Halle und schließen die Augen.

Die Teilnehmer zählen nacheinander laut vorwärts (z. B. von 1 bis 20, je nach Gruppengröße). Der erste Teilnehmer sagt „1“, ein anderer Teilnehmer sagt „2“ usw. Es darf keine Zahl übersprungen oder doppelt genannt werden. Es darf nicht miteinander kommuniziert und nicht gleichzeitig gesprochen werden. Immer dann, wenn eine der Regeln nicht eingehalten wird, beginnt das Zählen wieder bei 1. Das Spiel endet, wenn die Gruppe „blind“ durchgezählt hat.

- rückwärts zählen
- nur jede zweite Zahl nennen

Teilnehmer, die bei geschlossenen Augen Gleichgewichtsprobleme haben, können sich (mit dem Gesicht zur Wand) vor eine Hallenwand stellen.

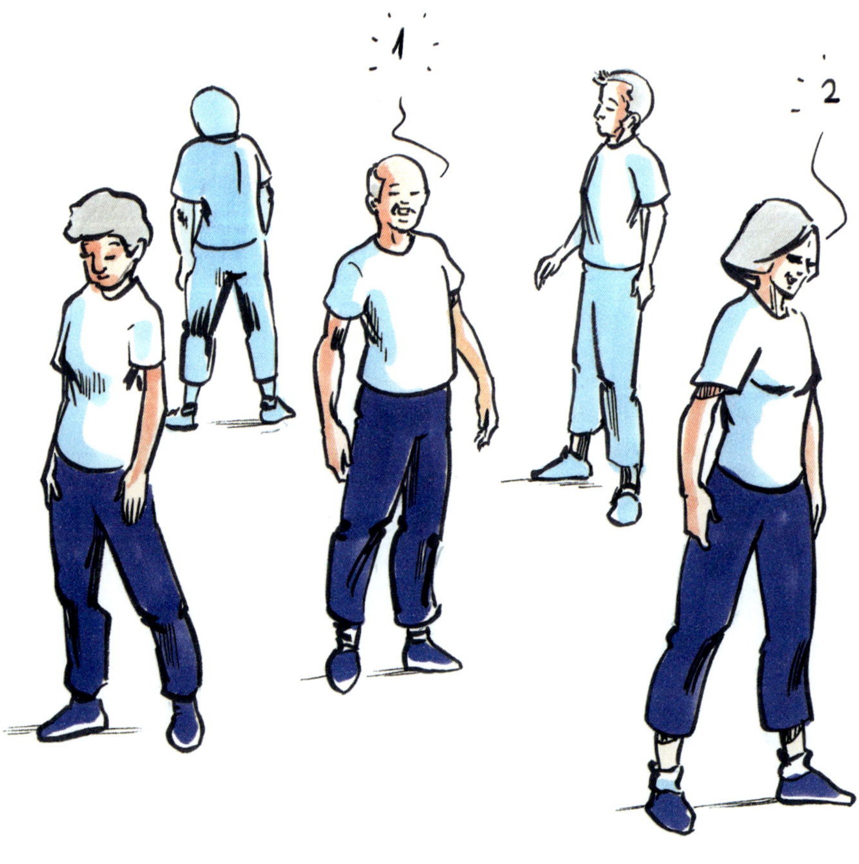

Blinde Formen

- Kooperation
- Wahrnehmung

- je nach Teilnehmerzahl ein ca. 20 m langes Seil (an den Enden zusammengeknotet) oder eine Zauberschnur
- evtl. Tücher zum Verbinden der Augen

Die Teilnehmer stehen im Kreis.
Das zusammengeknotete Seil liegt in der Kreismitte.

Mit geschlossenen (oder mit einem Tuch verbundenen) Augen nimmt jeder Teilnehmer ein Teil des Seils in die Hand. Er muss während der gesamten Spieldauer mindestens eine Hand am Seil haben. Der Spielleiter gibt jetzt eine Figur (z. B. Kreis, Dreieck, Quadrat, ...) vor, welche von den Teilnehmern mit dem Seil dargestellt werden soll. Sind sich alle Teilnehmer einig, die vorgegebene Figur mit dem Seil darzustellen, öffnen sie die Augen und schauen sich das Ergebnis an.

Anfangs sollte vereinbart werden, dass ein Teilnehmer (ebenfalls mit geschlossenen oder verbundenen Augen) Einfluss auf den Spielverlauf nehmen darf, indem er das Seil loslassen und die Position seiner Mitspieler erkunden und verändern darf.

- Bei der Darstellung der einfacheren Formen (Kreis, Dreieck, Quadrat, ...) darf während des Spiels nicht gesprochen werden.
- Bei der Darstellung schwieriger Formen (Buchstaben, Zahlen, Doppel- oder Dreierreihen, ...) ist das Absprechen (bei geschlossenen Augen) erlaubt.

Um Unfälle zu vermeiden, ist bei Spielen mit geschlossenen bzw. verbundenen Augen eine erhöhte Aufmerksamkeit des Spielleiters gefordert. Bei größeren Gruppen sollten daher mindestens zwei Spielleiter das Spiel beobachten und ggf. einschreiten.

Decke wenden

- Kooperation
- Koordinative Fähigkeiten

- je Gruppe eine Wolldecke oder ein Bettlaken

Die Teilnehmer bilden Gruppen von je 4–6 Spielern.

Jede Gruppe erhält eine Decke. Die Gruppenmitglieder setzen oder stellen sich auf die Decke. Die Decke muss jetzt einmal komplett gewendet werden, ohne dass ein Gruppenmitglied die Decke verlässt.

Schwieriger wird es, wenn die Decke so zusammengeschlagen wird, dass die Gruppe gerade noch eben Platz darauf hat.

- Mehrere Gruppen spielen auf Zeit gegeneinander.
- Die Anzahl der Teilnehmer je Decke erhöhen

Bevor die Mannschaften gegeneinander spielen, sollten die Teilnehmer (auch um Unfälle zu vermeiden) ausreichend Zeit zur Verfügung haben, in Ruhe auszuprobieren und zu besprechen, in welcher Weise sie sich untereinander helfen und halten können.

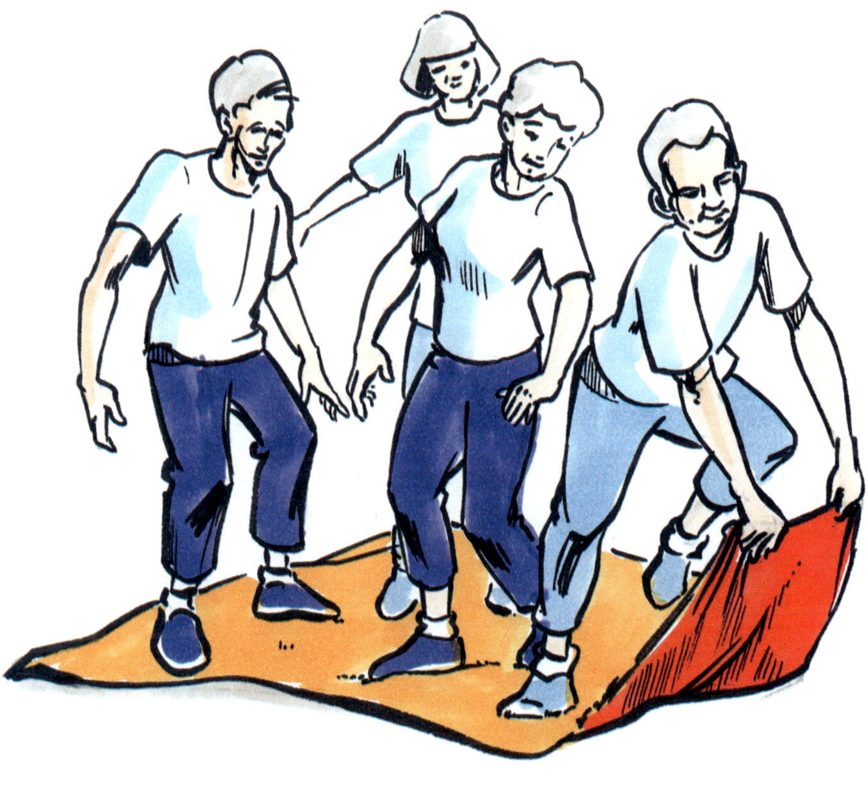

Ferngesteuert

- Kooperation
- Wahrnehmung

- Tücher zum Verbinden der Augen

Die Teilnehmer bilden Gruppen von je 6–8 Spielern.

Die Teilnehmer stehen hintereinander und bilden eine Schlange. Jeder Teilnehmer fasst die Schultern des Vorderen an (wie bei einer Polonaise). Der letzte Teilnehmer der Schlange ist der Anführer. Alle anderen Mitspieler der Schlange schließen die Augen (oder bekommen die Augen verbunden) und der Anführer lenkt, indem er mit leichtem Druck auf die Schultern angibt, wo die Schlange entlanglaufen soll. Will er z. B. nach links, wird die linke Schulter gedrückt, nach rechts entsprechend die rechte Schulter. Druck auf beide Schultern gleichzeitig bedeutet: anhalten. Der Schulterdruck des Anführers wird von Spieler zu Spieler weitergegeben. Nach einer Weile wird der Anführer gewechselt, indem der vordere Teilnehmer der Schlange sich hinten anstellt und zum Anführer wird. Jeder Teilnehmer sollte einmal die Rolle des Anführers einnehmen.

- Anzahl der Teilnehmer pro Schlange verringern oder erhöhen
- Es werden Hindernisse aufgebaut, um die der Anführer die Schlange lenken muss.
- Zwei oder mehr Mannschaften spielen gegeneinander:
  Je Mannschaft wird mit Hütchen o. Ä. ein Slalomparcours markiert. Der Abstand zwischen den Hütchen sollte anfangs sehr groß (ca. 2–3 m) sein. Werden mehrere Durchgänge gespielt, kann der Abstand nach und nach verkleinert werden.

Knöpfe sammeln

- Kooperation
- Koordinative Fähigkeiten

- viele Knöpfe (Münzen, Steine, ...)

Die Teilnehmer bilden Mannschaften von je 4–5 Spielern.
Die Knöpfe werden überall (Boden, Bänke, Hocker, ...) in der Halle verteilt.

Die Spieler einer Mannschaft fassen sich an den Händen. Ziel des Spiels ist es, so viele Knöpfe wie möglich einzusammeln. Dabei dürfen sich die Spieler nicht loslassen und nicht miteinander reden. Jede Mannschaft hat zwar viele Augen, doch nur zwei Hände. Da nicht gesprochen werden darf, gilt es, auf die Signale der Mitspieler zu achten. Es gewinnt natürlich die Mannschaft, welche die meisten Knöpfe eingesammelt hat.

- Jede Mannschaft hat eine „Sammelstelle“, an der die eingesammelten Knöpfe abgelegt werden können.
- Anzahl der Teilnehmer je Mannschaft erhöhen

Schwungvoll sortieren

- Kooperation
- Koordinative Fähigkeiten

- 1 Schwungtuch oder Fallschirm
- verschiedenfarbige Luftballons oder leichte Bälle

Die Teilnehmer stehen gut verteilt im Kreis und fassen das Schwungtuch.

Zunächst versuchen die Teilnehmer, den Fallschirm gemeinsam auf- und abzuschwingen und ihre Bewegungen dabei so gut wie möglich aufeinander abzustimmen. Dann werden 6 Luftballons (z. B. drei rote und drei gelbe) auf das Schwungtuch gelegt. Ziel des Spiels ist es, dass alle Teilnehmer gemeinsam durch gut koordinierte Bewegungen, die roten Luftballons vom Schwungtuch herunter befördern, ohne dabei die gelben Luftballons zu verlieren.

- Anzahl der Luftballons erhöhen

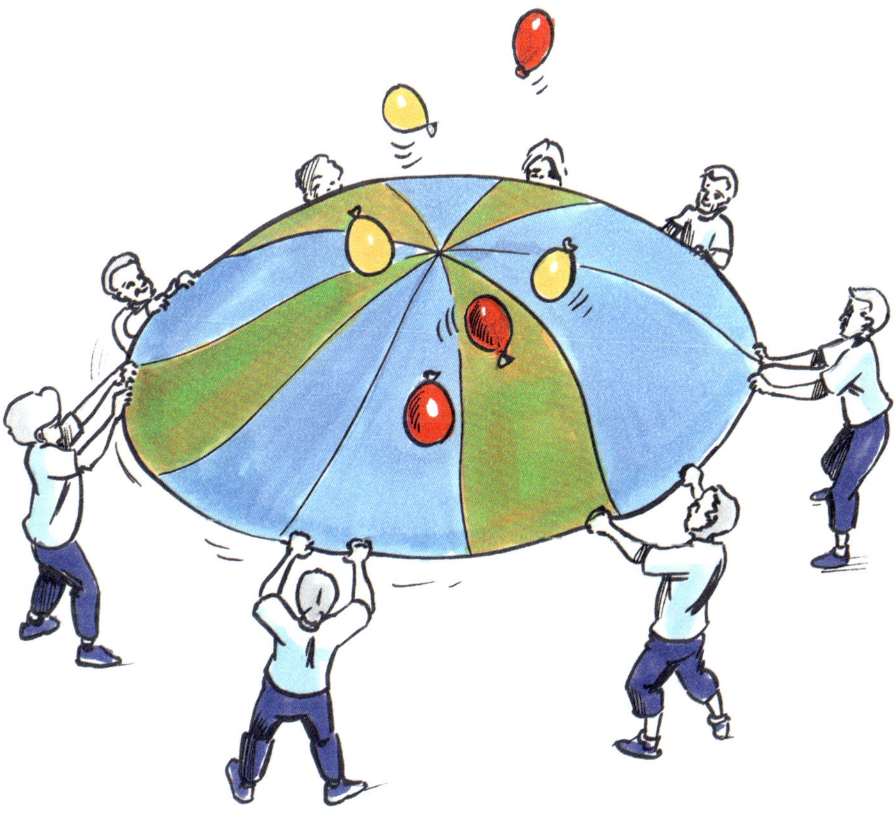

Transportlösungen

- Kooperation
- Koordinative Fähigkeiten

- je Mannschaft 1 Ball (Softball oder Wasserball)
- je Mannschaft 5 Springseile

Die Teilnehmer bilden Mannschaften zu je 6–10 Spielern.

Ein möglichst großer Ball soll über eine Strecke von ca. 6–8 m befördert werden. Start und Ziel werden mit einem Reifen o. Ä. markiert. Die Gruppe darf für den Transport nur 5 Springseile verwenden. Die Teilnehmer dürfen zwar beide Hände benutzen, allerdings nur an verschiedenen Springseilen. Es dürfen also mehrere Teilnehmer mit einer Hand an einem Seil sein. Der Ball darf nicht berührt werden.

- Mannschaften spielen gleichzeitig gegeneinander.
- Strecke verkürzen oder verlängern
- Es dürfen mehr Springseile verwendet werden.

Bevor mehrere Mannschaften gegeneinander spielen, sollte den Teilnehmern ausreichend Zeit zur Verfügung stehen, verschiedene Transportlösungen auszuprobieren.

Verknotete Schlange

- Kooperation
- Koordinative Fähigkeiten

Die Teilnehmer stehen in einer Reihe nebeneinander und fassen sich an den Händen.

Die Teilnehmer bilden eine Schlange, indem sie sich an den Händen fassen. Der Schlangenkopf gibt die Laufwege vor – die Schlange schlängelt sich kreuz und quer durch die Halle. Dann beginnt der Schlangenkopf, sich zwischen den Schlangenteilen hindurch zu schlängeln. Dabei kann der Schlangenkopf unter den Armen durchkriechen oder über die Arme steigen (je häufiger, desto schwieriger lassen sich die Knoten hinterher entwirren). Die Schlange folgt ihrem Kopf und lässt die Hände nicht los. Nach einigem Drunter und Drüber gibt der „Schlangenkopf" dem „Schlangenende" seine freie Hand. Ziel des Spiels ist es, das Schlangenknäuel jetzt zu entwirren, ohne dass die Teilnehmer die Hände dabei loslassen.

Bei großen Gruppen können zwei Schlangen gleichzeitig spielen.
Hat sich die Schlange stark verknotet, kann der Spielleiter nach einiger Zeit von außen helfend eingreifen.

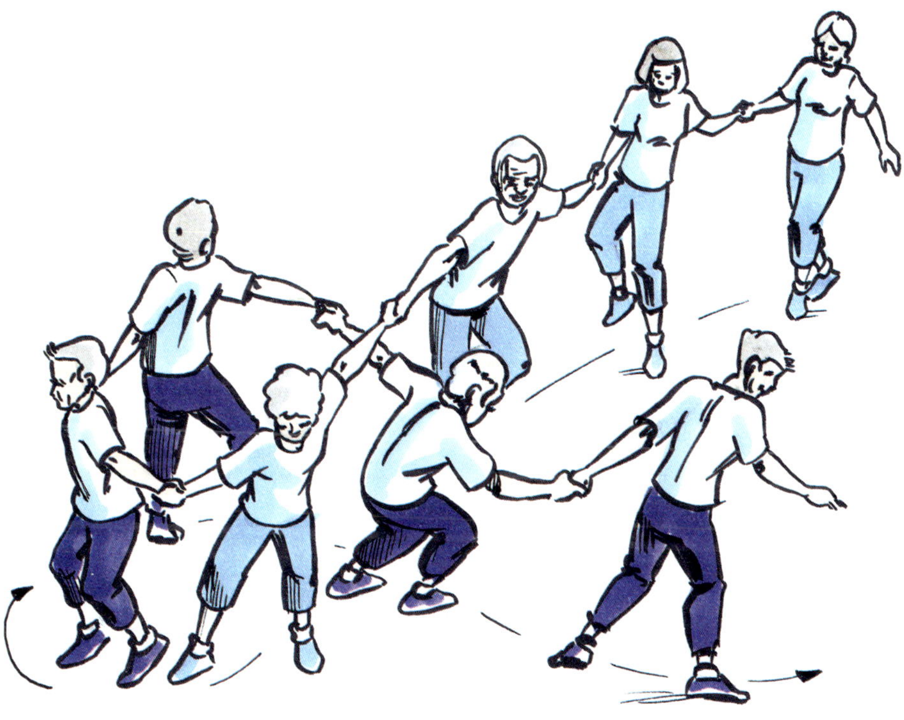

Zusammenhalt

- Kooperation
- Koordinative Fähigkeiten
- Wahrnehmung

- je Teilnehmer 1 Bierdeckel (oder Postkarte, Blatt Papier, ...)

Die Teilnehmer bilden Paare.

Die Paare klemmen den Bierdeckel o. Ä. zwischen zwei Handrücken (oder Zeigefinger, Oberarmen, Knien, ...). Das Paar muss sich nun so durch die Halle bewegen, dass der zwischen den beiden geklemmte Gegenstand nicht herunterfällt.

Je besser sich die Partner aufeinander einstellen, umso anspruchsvoller können die Bewegungsaufgaben des Spielleiters werden (z. B. hinsetzen und aufstehen, über Hindernisse steigen, einen Slalomparcours gehen, ...).

- Es kann versucht werden, die Aufgaben mit verbundenen Augen zu erfüllen.

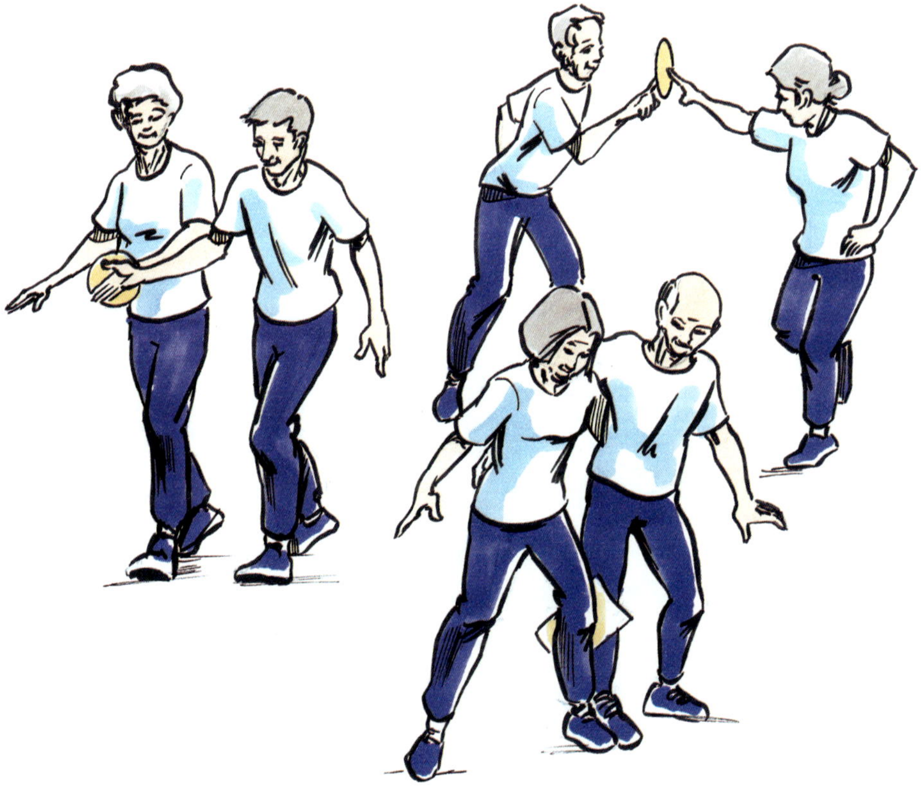

Zwei Leute – Zwei Hände

- Kooperation
- Koordinative Fähigkeiten

- für jeweils 4 Teilnehmer 1 Softball

Die Teilnehmer bilden Paare.

Die Teilnehmer stehen sich paarweise gegenüber. Jeweils 2 Teilnehmer stehen eng beieinander und fassen sich um die Schultern, sodass jeder Teilnehmer nur eine (die jeweils äußere) Hand frei hat, und werfen einen Ball hin und her.

Nach einiger Zeit des Ausprobierens bilden die Paare (eng beieinander, so wie oben beschrieben) einen Kreis. Der Spielleiter steht in der Mitte und wirft den Paaren einen Ball zu. Die Paare fangen gemeinsam mit den freien Händen und werfen den Ball an den Spielleiter zurück.

Die Partner sollen während des Spiels mehrfach ihre Plätze tauschen, damit jeder Teilnehmer mal mit der rechten und mal mit der linken Hand spielt.

- Partner wechseln nach jedem Wurf ihren Platz und spielen abwechselnd mit der rechten und linken Hand.
- Paare werfen sich den Ball direkt untereinander zu – ohne den Spielleiter in der Mitte.
- Wenn gewünscht, kann das Spiel auch mit „Ausscheiden" gespielt werden.
  Wird der Ball nicht gefangen, tritt das Paar aus dem Kreis zurück. Um längere Wartezeiten zu vermeiden, sollte dann aber (ab zwei oder drei ausgeschiedenen Paaren) ein neuer Kreis gebildet und parallel weiter gespielt werden.

Geschicklichkeit bedeutet, etwas gut und schnell zu machen, eine Aufgabe möglichst präzise auszuführen. Ziel dieser Spiele ist die Förderung der Feinmotorik. Dabei geht es in der Regel um kleine Bewegungen, bei denen nur ein kleiner Teil des Bewegungsapparats aktiviert wird. Darum bieten sich die folgenden Spiele insbesondere für Teilnehmer mit starken Bewegungseinschränkungen an, deren Übungsstunden überwiegend im Sitzen stattfinden.

Ähnlich wie bei dem klassischen und wohl den meisten bekannten Geschicklichkeitsspiel „Mikado" steht dabei die Hand- bzw. Fingerfertigkeit im Vordergrund. Beim spielerischen Üben der Geschicklichkeit kann die Geschwindigkeit, mit der eine Bewegungsaufgabe möglichst exakt zu lösen ist, eine zusätzliche Herausforderung sein.

Feinmotorische Übungen, insbesondere der Hände und Finger, haben zusätzlich eine sehr positive Auswirkung auf die Hirndurchblutung und die Denkleistung.

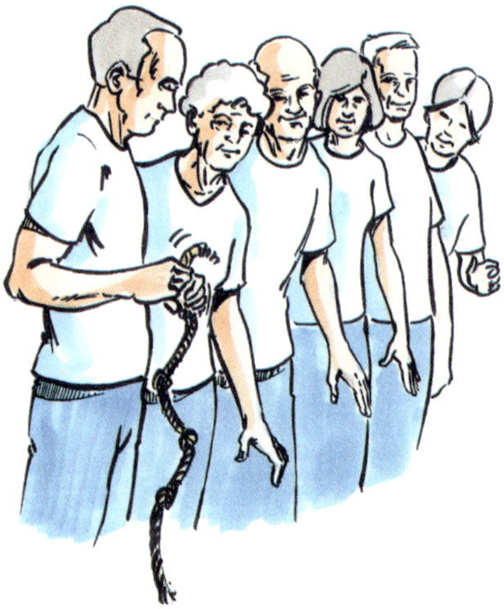

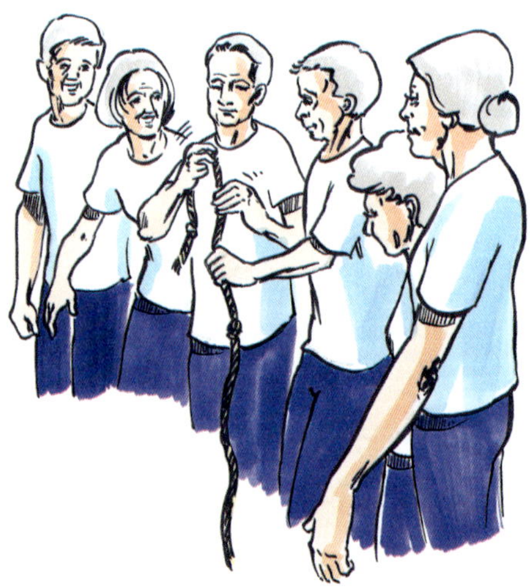

Euro-Staffel

- Geschicklichkeit
- Koordinative Fähigkeiten

- eine 1 Euro Münze

Die Teilnehmer stehen im Kreis.

Eine 1 Euro Münze wird einem Teilnehmer auf den linken Handrücken gelegt. Die Münze soll von Handrücken zu Handrücken weitergegeben werden. Der erste Spieler gibt die Münze also zunächst von seinem linken auf seinen eigenen rechten Handrücken und dann seinem rechten Nachbarn auf den linken Handrücken usw. Das klappt am besten, wenn Handrücken auf Handrücken gedrückt und beide Hände gleichzeitig umgedreht werden.

- Anstatt mit einer Münze kann das Spiel natürlich auch mit einem Knopf gespielt werden.
- In Gruppen, bei denen sich die Teilnehmer untereinander gut kennen und es keine Berührungsängste gibt, kann versucht werden, die Münze von Stirn zu Stirn weiterzugeben.
- Es spielen je nach Gruppengröße 2 oder mehrere Mannschaften gegeneinander. Die Spieler der Mannschaften stehen in einer Reihe nebeneinander. Auf ein Zeichen des Spielleiters wird die Münze von der linken Hand des ersten Spielers bis zur rechten Hand des letzten Spielers weitergegeben. Fällt die Münze zu Boden, muss beim ersten Spieler neu gestartet werden. Es gewinnt die Mannschaft, welche die Münze am geschicktesten und schnellsten durch die Reihe gibt.

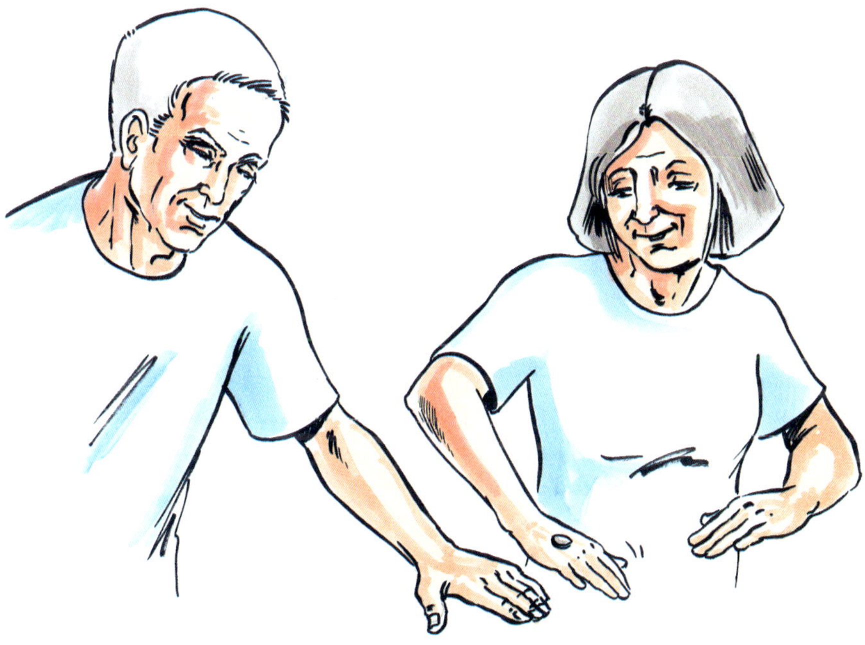

Heiße Eisen

- Geschicklichkeit
- Koordinative Fähigkeiten

- je Teilnehmer 2 Wäscheklammern
- je Teilnehmer 1 Bierdeckel

Die Teilnehmer bilden einen Kreis (stehend oder auf einem Hocker sitzend).

In der ersten Spielrunde sollte jeder Teilnehmer zunächst mit 1 Wäscheklammer spielen. Ziel des Spiels ist es, einen Bierdeckel von Spieler zu Spieler weiterzugeben. Dabei dürfen die Bierdeckel, wie „ein heißes Eisen“, nur mit der Wäscheklammer „gegriffen“ und weitergegeben werden. In größeren Gruppen sollte an mehreren Stellen des Kreises mit einem Bierdeckel gestartet werden (etwa je 5 Teilnehmer 1 Bierdeckel).

- Wie oben beschrieben, aber in kleinen Gruppen von 3–5 Teilnehmern spielen. Für jede Runde, die der Bierdeckel von Klammer zu Klammer gewandert ist ohne herunterzufallen, gibt es einen Punkt. Es gewinnt die Gruppe mit den meisten Punkten.
- Jeder Teilnehmer erhält einen „eigenen“ Bierdeckel und 2 Wäscheklammern und soll diesen zwischen den beiden Wäscheklammern hin und her geben.
- Jeder Teilnehmer erhält 2 Wäscheklammern – eine Klammer in die rechte und eine in die linke Hand. Der Bierdeckel wird jetzt mit der einen Hand vom Nachbarn auf der einen Seite angenommen, dann erst an die eigene anderen Hand übergeben und schließlich an den Nachbarn auf der anderen Seite weitergegeben.

Um Schuldzuweisungen unter den Teilnehmern zu vermeiden, ist es ratsam, dieses Spiel ohne eine Vergabe von Minuspunkten für heruntergefallene Bierdeckel zu spielen.

Knoten lösen

- Geschicklichkeit

- je Mannschaft 1 Springseil

Die Teilnehmer bilden Mannschaften mit 6–8 Spielern.

2 oder mehrere Gruppen sitzen oder stehen hintereinander. Ein Springseil wandert von vorn nach hinten. Jeder Teilnehmer muss einen Knoten in das Seil knüpfen und es nach hinten weitergeben. Anschließend wird das Seil wieder nach vorn gegeben und dabei von jedem Teilnehmer ein Knoten gelöst. Das heißt, der letzte Teilnehmer einer Reihe macht auf der einen Seite des Seils einen Knoten und löst auf der anderen Seite den ersten Knoten. Es gewinnt die Mannschaft, bei der das Springseil zuerst ohne Knoten an der Ausgangsposition angekommen ist.

- Das Seil unter den Beinen hindurch zum hinteren Teilnehmer weitergeben.

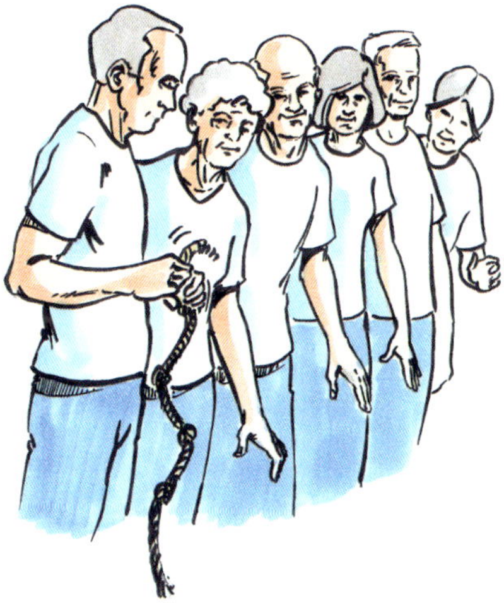

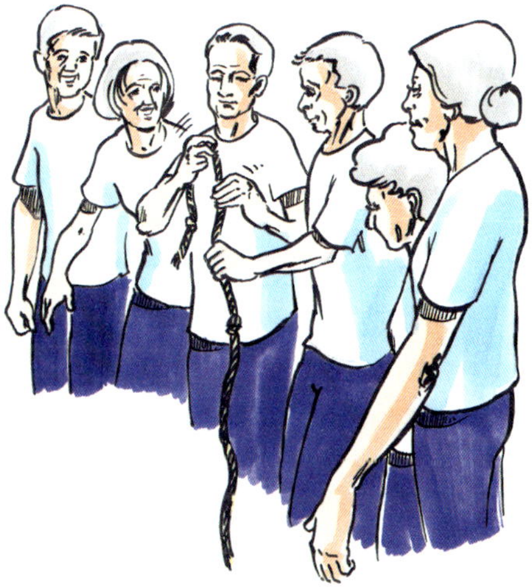

Vorrangiges Ziel der hier aufgeführten Spiele ist die Förderung der Wahrnehmungs-, Denk- und Merkfähigkeit.

Dass Bewegung an sich und somit auch eine „klassische" Übungsstunde (je nach Inhalt) positive Effekte auf die körperliche und auch auf die geistige Fitness hat, gilt als wissenschaftlich nachgewiesen. Jede Form von Bewegung, insbesondere das Turnen, Spielen und Tanzen ist daher in der Regel eine gewisse Form von Gehirn- und Gedächtnistraining.

Für geistige Fitness ist eine gut funktionierende Hirndurchblutung unbedingt erforderlich. Da sich Durchblutung vor allem mit Bewegung beeinflussen lässt, können wir davon ausgehen, dass die Hirnleistungsfähigkeit allein schon durch ein angemessenes Maß an Bewegung verbessert werden kann. Die Effektivität von Bewegungsübungen auf die Hirndurchblutung kann allerdings durch das gleichzeitige Verarbeiten von Informationen noch erhöht werden. Die hier aufgeführten Spiele sollen genau dazu anregen. Sie basieren zum Teil auf Spielideen aus dem Bereich Gehirn- und Gedächtnistraining.

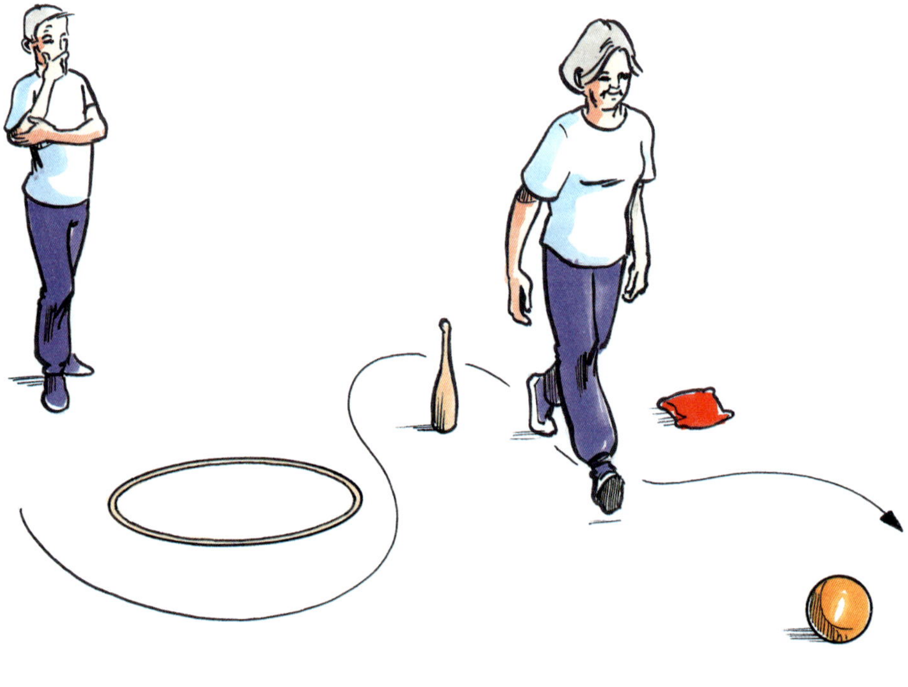

Ballbahnen

- Konzentration
- Merkfähigkeit
- Koordinative Fähigkeiten

- 3 verschiedenfarbige Bälle

Die Teilnehmer stehen im Kreis.

Der Spielleiter wirft den roten Ball einem Teilnehmer zu, der wirft ihn einem anderen Teilnehmer zu. Jeder soll den Ball einmal gefangen und weitergegeben haben. Der letzte wirft den Ball an den Spielleiter zurück. Jeder Teilnehmer merkt sich, an wen er den roten Ball weitergegeben hat. Die „rote Ballbahn“ sollte zunächst mehrmals wiederholt werden. Anschließend wird mit einem andersfarbigen Ball (grün) eine neue Bahn geworfen. Bevor beide Bälle kurz hintereinander ins Spiel gebracht und die rote und grüne Bahn gleichzeitig geworfen werden, sollten die beiden Bahnen einige Male einzeln wiederholt werden. Die Ballbahn endet, wenn beide Bälle wieder beim Spielleiter angekommen sind. Wenn das klappt, kann (zunächst wieder einzeln) mit einem dritten, andersfarbigen Ball eine dritte Ballbahn geworfen werden. Zuletzt gibt der Spielleiter die drei Bälle kurz hintereinander ins Spiel und alle drei Ballbahnen werden gleichzeitig geworfen. Das ist dann allerdings eine echte „Herausforderung“ und klappt in der Regel in Kreisen mit bis zu 12 Teilnehmern.

- Verschieden große Bälle verwenden
- Verschiedene Materialien (z. B. Sandsäckchen, Frisbeescheiben, ...) verwenden

Mit großen Gruppen sollte in zwei Kreisen parallel gespielt werden.
Das Gelingen dieses Spiels hängt zu einem wesentlichen Teil von der Konzentrationsfähigkeit der Teilnehmer ab. Bei nachlassender Konzentration kann dieses Spiel als „Stress“ empfunden werden. Zwar sollen die Teilnehmer gefordert werden, Spaß und Freude sollten aber ganz klar im Vordergrund stehen.

Becher türmen

- Denkfähigkeit
- Koordinative Fähigkeiten

- Für jede Mannschaft einen Satz Plastikbecher. Die Plastikbecher sind (mit einem Edding) mit den Buchstaben von A–Z beschriftet. Häufig vorkommende Buchstaben (A, E, I, O, U, D, N, R, S und T) sollten doppelt zur Verfügung stehen.
- Kreppklebeband zum Markieren der Startlinie

Die Teilnehmer bilden Mannschaften mit je 4–6 Spielern.
Für jede Mannschaft sind an einer Stirnseite der Halle die beschrifteten Plastikbecher aufgebaut. Die Mannschaften stehen auf der anderen Seite der Halle hinter der markierten Startlinie.

Aus den Buchstaben-Bechern werden Wort-Türme gebaut. Der Spielleiter nennt die Anzahl der Buchstaben und den Anfangsbuchstaben eines Wortes. Die Mannschaften beraten sich und entscheiden sich für ein Wort, das den genannten Kriterien entspricht. Die gesamte Mannschaft läuft los, um sich die erforderlichen Buchstaben-Becher zu holen. Anschließend wird hinter der Startlinie der Wort-Turm gebaut. Der letzte Buchstabe des Wortes steht dabei als erster. Der Turm wird gebaut, indem immer abwechselnd Becherböden und Becheröffnungen aufeinander gesetzt werden. Die Mannschaft, die als erste einen Wort-Turm (der den genannten Kriterien entspricht) gebaut hat, erhält einen Punkt. Es gewinnt die Mannschaft, die zuerst 5 Punkte erspielt hat.

- Die Becher müssen einzeln geholt werden – und zwar der letzte Buchstabe des Wortes zuerst. So können die wartenden Teilnehmer der Mannschaft schon mit dem Bau des Turmes beginnen.
- Der Spielleiter sagt laut die Buchstaben eines Wortes an – allerdings nicht in der korrekten Reihenfolge (z. B.: U – S – H – A). Die Spieler müssen sich die genannten Buchstaben merken, die entsprechenden Becher erlaufen und dann in die richtige Reihenfolge bringen (HAUS).

Die Vorbereitung des Materials für dieses Spiel ist zwar ein wenig aufwendig, lohnt sich aber bestimmt. Die Buchstaben-Becher lassen sich prima auch bei anderen Spielen (z. B. anstatt der Karten bei „Buchstabenlauf“ oder für „Becher-Scrabble“) verwenden.

Noch besser als die häufig sehr leichten Plastik-Trinkbecher eignen sich für dieses Spiel die etwas stabileren 500-g-Joghurtbecher.

Elf Stäbe

- Denkfähigkeit
- Merkfähigkeit
- Kooperation

- 11 Gymnastikstäbe

Die Teilnehmer bilden 2 Mannschaften.

Auf dem Hallenboden liegen genau 11 Gymnastikstäbe in einer Reihe nebeneinander. Zwei Mannschaften spielen gegeneinander. Es geht darum, dass jede Mannschaft abwechselnd zugreifen muss und entweder 1, 2 oder 3 Gymnastikstäbe auf einmal aus der Mitte nimmt. Verlierer bei diesem Spiel ist, wer den letzten Stab aufnehmen muss. Gespielt wird abwechselnd von rechts nach links. Die Teilnehmer einer Mannschaft beraten sich untereinander. Es gehen immer so viele Teilnehmer in die Hallenmitte, wie Stäbe abgeholt werden sollen.

Alle bereits „abgeholten" Stäbe müssen ständig in Bewegung gehalten werden. Auf dem Rückweg von den Stäben zur Mannschaft müssen mit dem Stab vom Spielleiter vorgegebene Bewegungen durchgeführt werden.

Es gibt einen Trick. Die Mannschaft, die in Besitz des X. Stabes kommt, gewinnt absolut sicher.
Das Spiel kann so lange wiederholt werden, bis die Teilnehmer erkannt haben, um den wievielten Stab es sich handelt.

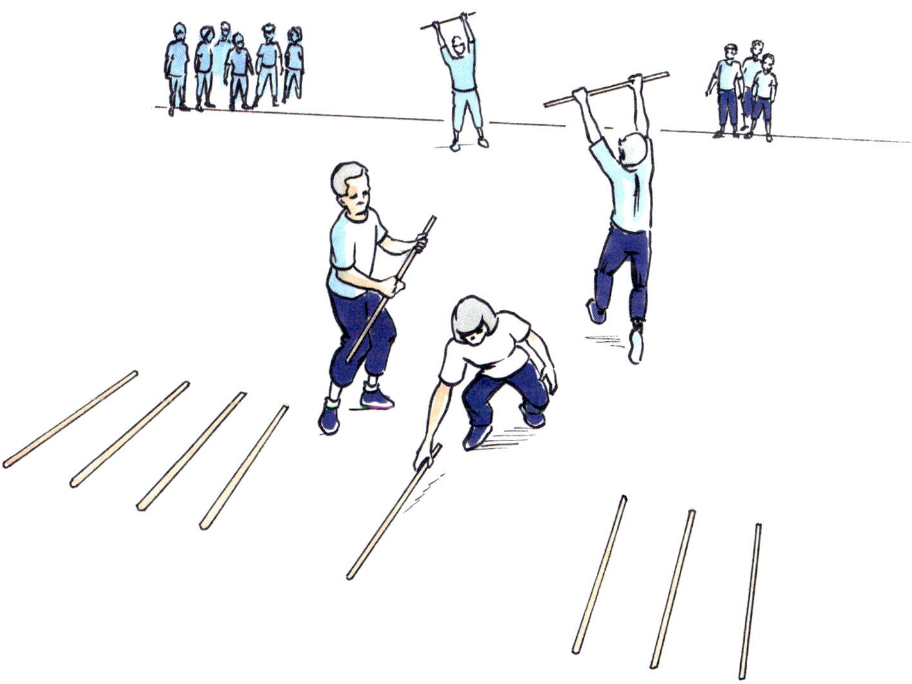

Becher-Scrabble

- Denkfähigkeit
- Koordinative Fähigkeiten

- je Mannschaft ein Blatt Papier und einen Stift
- Springseile, Physiobänder oder Kreppklebeband zum Markieren der Wurfentfernung
- Plastikbecher mit den Buchstaben von A–Z beschriftet
- je Teilnehmer 3 Tischtennisbälle

Die Teilnehmer bilden je nach Gruppengröße Mannschaften mit 3–5 Spielern.
Die Plastikbecher werden in der Hallenmitte, innerhalb einer Fläche von ca. 1 m x 1 m, mit der Öffnung nach oben aufgestellt (Abstand zwischen den Bechern ca. 10–15 cm). In etwa 2 m Entfernung werden rund um die Becher Markierungen angebracht, die nicht übertreten werden dürfen. Jede Mannschaft erhält ein Blatt Papier und einen Stift. Jeder Teilnehmer erhält 3 Tischtennisbälle.

Die Spieler der ersten Mannschaft versuchen, ihre 3 Tischtennisbälle in die Plastikbecher zu werfen. Für jeden Treffer wird der entsprechende Buchstabe (der auf dem Becher steht) notiert.
Dann ist die nächste Mannschaft an der Reihe. Insgesamt werden 3 Durchgänge gespielt. Schon nach dem ersten Durchgang können die Mannschaften während der Wartezeiten versuchen, aus ihren notierten Buchstaben, Wörter zu bilden. Dabei darf jeder notierte Buchstabe je Wort nur einmal benutzt werden. Nach dem zweiten Durchgang wird das Bilden von neuen Wörtern schon etwas einfacher. Wird ein Buchstabe mehrfach getroffen, wird er notiert und darf entsprechend häufig in einem Wort verwendet werden. Umlaute können, wie beim Kreuzworträtsel (ae, oe, ue) gebildet werden.
Nach Beendigung des dritten Durchgangs haben die Mannschaften noch ca. 3 Minuten Zeit, mit ihren erworfenen Buchstaben möglichst viele Wörter zu bilden. Der Spielleiter stoppt das Spiel. Die Mannschaften tauschen ihre Wortlisten untereinander aus und die Auswertung beginnt. Es gewinnt die Mannschaft mit den meisten Punkten.

- Für Wörter mit bis zu 4 Buchstaben gibt es 1 Punkt.
- Für Wörter mit mehr als 4 Buchstaben gibt es 2 Punkte.
- Für Wörter mit mehr als 6 Buchstaben gibt es 3 Punkte.
- Für das längste Wort gibt es 5 Extrapunkte.

- Wurfentfernung verringern
- Pro Durchgang mehrere Versuche vereinbaren.

Es kommt nicht allein darauf an, möglichst viele Treffer zu erzielen. Der kreative Umgang mit den erspielten Buchstaben bei der Wortfindung kann da einiges wettmachen.

Ja-Nein-Spiel

- Denkfähigkeit
- Konzentration
- Kommunikation

- je Teilnehmer 3 Spielsteine (Knöpfe, Kronkorken, Münzen, ...)

Die Teilnehmer bilden Paare (A und B).
Jeder Teilnehmer erhält 3 Spielsteine.

Die Spieler gehen paarweise kreuz und quer durch die Halle. Dabei sollen sie ein vom Spielleiter vorgegebenes Thema diskutieren, ohne die „verbotenen“ Wörter „Ja“ und „Nein“ zu verwenden.
Wer das verbotene Wort benutzt, muss seinem Spielpartner einen von seinen Spielsteinen abgeben. Es gewinnt, wer zuerst 6 Spielsteine in der Hand hat.

- Anstatt der Wörter „Ja“ und Nein“ andere „verbotene“ Wörter verwenden
- In größeren Gruppen mit 3 oder 4 Teilnehmern spielen – dann je Teilnehmer 2 Spielsteine

Der Spaßfaktor bei diesem Spiel hängt zu einem großen Teil von dem vorgegebenen Thema ab. Das Thema sollte zur Zielgruppe passen und möglichst etwas verrückt, unrealistisch oder einfach witzig sein.
Mögliche Themen:
In Deutschland soll demnächst das Fußballspielen verboten werden.
Jeder Erwachsene muss ab sofort täglich 200 g Schokolade essen.
Die Einführung des Führer- und Fahrzeugscheins für Fahrräder.

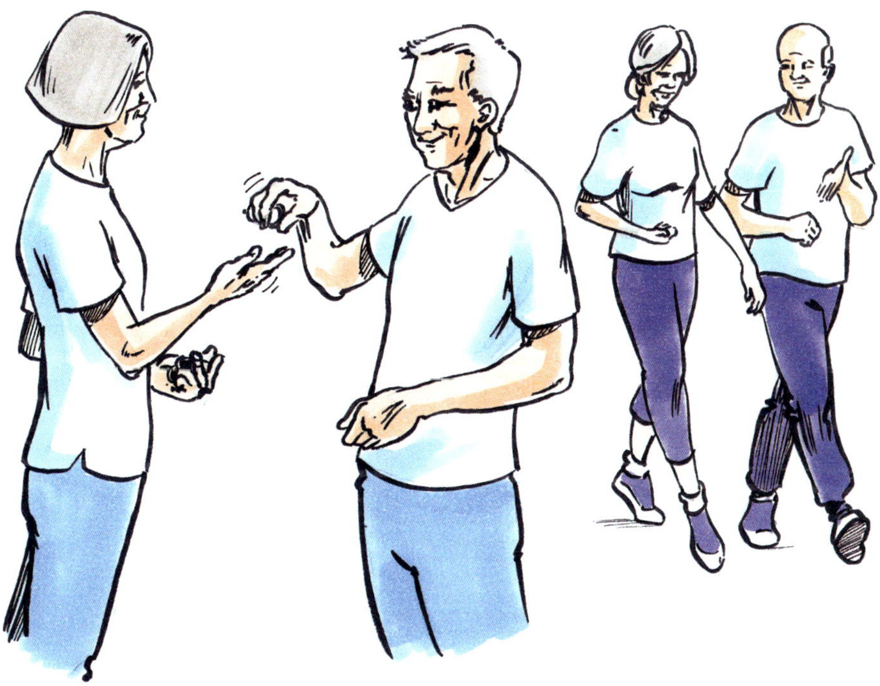

Kreuz, Pik, Herz, Karo

- Merkfähigkeit
- Erwärmung

- 32er-Kartenspiel (Skatblatt)

Die 32 Karten liegen (gut gemischt) offen in der Halle verteilt auf dem Boden.
Die Teilnehmer bilden 4 Mannschaften (Kreuz, Pik, Herz und Karo).

Die Mannschaften verteilen sich auf die 4 Ecken der Halle. Auf ein Zeichen des Spielleiters gehen alle Teilnehmer vorsichtig durch die Halle, ohne auf die Karten zu treten. Dabei merken sie sich nur die Positionen der Karten der eigenen Farbe (Kreuz, Pik, Herz oder Karo). Nach ca. 3 Minuten gibt der Spielleiter ein Zeichen, alle Teilnehmer begeben sich daraufhin wieder in ihre Hallenecke.

In der ersten Spielrunde werden die Karten von den Mannschaften der Reihe nach aufgesucht (7, 8, 9, 10, Bube, Dame, König, Ass). Dabei sollen die Mannschaften zusammenbleiben. Erst wenn sich alle Mitglieder der Mannschaft an einer Karte versammelt haben, wird die Karte umgedreht (mit dem Bild nach unten), und die Mannschaft macht sich auf den Weg zur nächsten Karte. Die erste Runde gewinnt die Mannschaft, die als erste beim „Ass“ angekommen ist. Alle anderen Mannschaften spielen das Spiel zu Ende. Wenn alle Karten umgedreht sind, begeben sich die Mannschaften wieder in die Ausgangsposition.

In der zweiten Runde sollen die Karten so schnell wie möglich in der richtigen Reihenfolge (7, 8, 9, 10, Bube, Dame, König, Ass) gefunden und eingesammelt werden. Die Karten dürfen erst dann aufgedeckt werden, wenn alle Mitglieder der Mannschaft an der Karte stehen. Stimmt die vermutete Karte beim Aufdecken nicht, muss sie verdeckt liegen bleiben. Es darf nur in der richtigen Reihenfolge eingesammelt werden. Die Mannschaft, die zuerst alle ihre Karten in richtiger Reihenfolge eingesammelt hat, gewinnt.

- Anstatt mit einem 32er-Skatblatt wird mit einem 52er-Rommé- oder Pokerkartenblatt gespielt.
- Die Belastung kann dadurch intensiviert werden, dass die Mannschaften die Karten (in der richtigen Reihenfolge) einzeln in ihre Mannschafts-Ecke bringen müssen.

Erfahrungsgemäß fällt es den Spielern oft schwer, sich an die Spielregel zu halten, dass erst alle Mitglieder einer Mannschaft an einer Karte stehen sollen, bevor sie aufgedeckt werden darf. Für diesen Fall könnte vereinbart werden, dass alle Spieler einer Mannschaft um die Karte herum einen Kreis mit Handfassung bilden müssen, bevor die Karte umgedreht werden darf. Außerdem kann vereinbart werden, dass beim Ablegen der Karten in der Mannschaftsecke, immer ein Teilnehmer in der Ecke pausieren darf, bis die nächste Karte in die Ecke gebracht wird. Dann möchte vielleicht ein anderer Mitspieler eine Pause machen. Der Spielleiter muss darauf achten, dass sich die Teilnehmer trotz des Spieleifers rückenschonend bücken.

Matten-Mühle

- Denkfähigkeit
- Kommunikation
- Kooperation

- 9 Matten

Es werden 2 Mannschaften mit je 3 Spielern gebildet.9 Matten werden im Quadrat auf den Hallenboden gelegt, so dass jeweils 3 nebeneinander, hintereinander und in der Diagonalen liegen.

Das Spiel wird in etwa wie das klassische Mühlespiel gespielt. Allerdings auf einem anderen Spielfeld und nicht mit „Steinen“. Abwechselnd besetzen die Spieler der beiden Mannschaften je eine Matte (also Ecke, Außenseite oder Mitte). Jetzt verändern die Mannschaften abwechselnd die Position eines beliebigen Spielers. Es darf nur auf eine leere Matte (auch diagonal) gewechselt und dabei keine Matte „übersprungen“ werden. Ziel ist es, dass die 3 Spieler einer Mannschaft die Matten in einer Reihe besetzen (auch diagonal).

- Die Spieler der einen Mannschaft sitzen, die Spieler der anderen Mannschaft stehen.
- Ein Spielzug muss innerhalb einer vorgegebenen Zeit durchgeführt werden.
- Die Spieler dürfen nur nonverbal (mit Zeichen und Gesten) kommunizieren.
- Die Spieler müssen auf den Matten eine bestimmte Haltung einnehmen (Rückenlage, Bauchlage, nur mit dem Po auf der Matte, nur Hände und Füße auf der Matte, ...)

Hat sich das Spiel „festgefahren“, kann es um die Regel erweitert werden, dass eine Mannschaft zweimal hintereinander einen Platzwechsel vornehmen darf.

Bei größeren Gruppen können mehrere Spielfelder nebeneinander aufgebaut werden. Anstatt mit Matten kann das Spielfeld auch mit Teppichfliesen, Steppbrettern oder Hockern aufgebaut werden.

Memory laufend

- Merkfähigkeit
- Erwärmung

- 1 Memoryspiel
- Bänke oder Hocker

Die Teilnehmer bilden Mannschaften mit je 4–6 Spielern.
Für jede Mannschaft sind 6–8 Memorypaare im Spiel.
Je eine Karte der Memorypaare liegt verdeckt auf dem Hallenboden. Die jeweiligen zweiten Karten werden auf die Mannschaften verteilt und liegen als Stapel auf einer Bank oder einem Hocker an der Stirnseite der Halle.

Alle Spieler gehen durch die Halle und decken, so oft sie mögen, die Karten auf, sehen sie sich an und versuchen, sich möglichst viele Karten zu merken. Dann stellen sich die Mannschaften hinter die Bank, auf dem ihr Kartenstapel bereit liegt. Immer nur die oberste Karte ist aufgedeckt zu sehen.

Alle Mannschaften spielen gleichzeitig, allerdings dürfen immer nur jeweils 2 Spieler jeder Mannschaft das Spielfeld betreten und das Gegenstück der aufgedeckten Spielkarte suchen. Sie haben nur einen Versuch. Stimmt die vermutete Karte beim Aufdecken nicht, muss sie wieder zugedeckt werden, ohne die Position dabei zu verändern. Die beiden Spieler laufen zu ihrer Mannschaft zurück, und die nächsten beiden Spieler versuchen ihr Glück. Wird die richtige Karte aufgedeckt, wird sie mitgenommen und das Memorypaar zusammengeführt. Die nächste Karte wird aufgedeckt und die beiden nächsten Spieler machen sich auf den Weg. Es gewinnt die Mannschaft, die als erste alle Paare zusammengeführt hat.

- Nach einer vereinbarten Spielzeit wird das Spiel gestoppt und die erspielten Paare gezählt. Es gewinnt die Mannschaft mit den meisten Paaren

Die Spielidee basiert auf dem bekannten Brettspiel „Sagaland“.
Interessanter wird das Spiel, wenn nicht mit klassischen Memorykarten, sondern mit alternativem Spielmaterial (z. B. zwei gleiche Postkarten, Fotos oder Bierdeckel) gespielt wird. Damit man die Paare nicht an den Rückseiten erkennen kann, müssen diese einheitlich beklebt sein.

Schnappschuss

- Merkfähigkeit
- Wahrnehmung

Die Teilnehmer bilden Paare (A und B).

A ist die Kamera und B ist der Fotograf. A hat die Augen geschlossen. B führt die Kamera (A) durch die Halle und richtet sie auf ein Motiv. Dann drückt der Fotograf auf den Auslöser (sanfter Druck auf den Kopf). A öffnet für einen Augenblick (1–2 Sekunden) die Augen und speichert das Bild ab. Nach ca. 6 Aufnahmen soll A die gemachten Fotos in der richtigen Reihenfolge beschreiben.

- Die Anzahl der Fotos erhöhen
- Anstatt die gemachten Fotos zu beschreiben, führt A seinen Fotografen zu den Motiven.

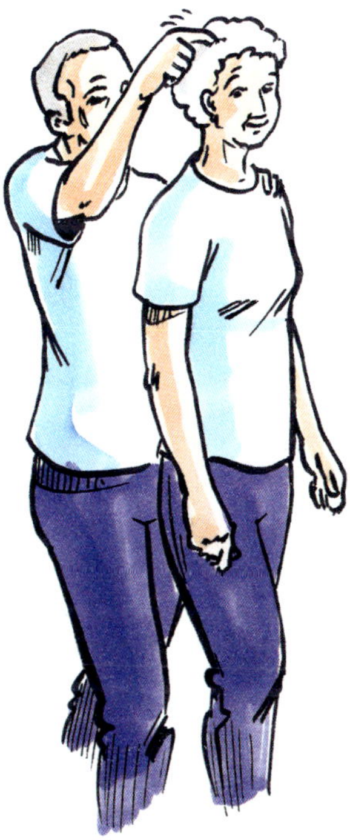

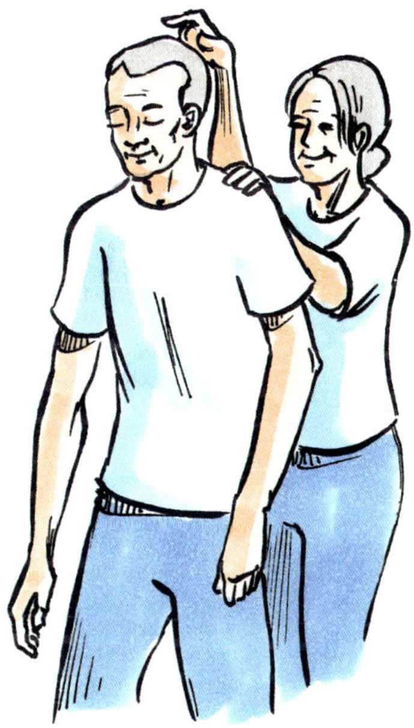

Sehen und Gehen

- Merkfähigkeit
- Konzentration

- 10 verschiedene Kleingeräte und/ oder Alltagsmaterialien (z. B. Reifen, Keule, Sandsäckchen, Ball, Springseil, Handtuch, Flasche, ...)

Die Teilnehmer bilden Paare (A und B).
In diesem Spiel werden die Gegenstände im Abstand von mindestens 1 m durcheinander in der Halle verteilt. Spielfeldbegrenzungen sind nicht erforderlich.

A bewegt sich um mehrere Gegenstände herum. B beobachtet A, merkt sich den Weg und versucht, diesen Weg nachzugehen.

- Spieler gehen jeweils zu zweit.
- Abstände zwischen den Gegenständen vergrößern.
- Anzahl der Gegenstände verringern oder erhöhen.
- A bewegt sich um mehrere Gegenstände herum und macht an den Gegenständen unterschiedliche Bewegungen (z. B. drumherum gehen, mit den Füßen antippen, darüber springen, ...). B merkt sich den Weg und die an den Gegenständen ausgeführten Bewegungen. B geht den Weg nach und führt in der richtigen Reihenfolge an den einzelnen Gegenständen die ausgeführten Bewegungen durch.

Für größere Gruppen die Halle teilen und mit mehreren Spielfeldern gleichzeitig spielen.

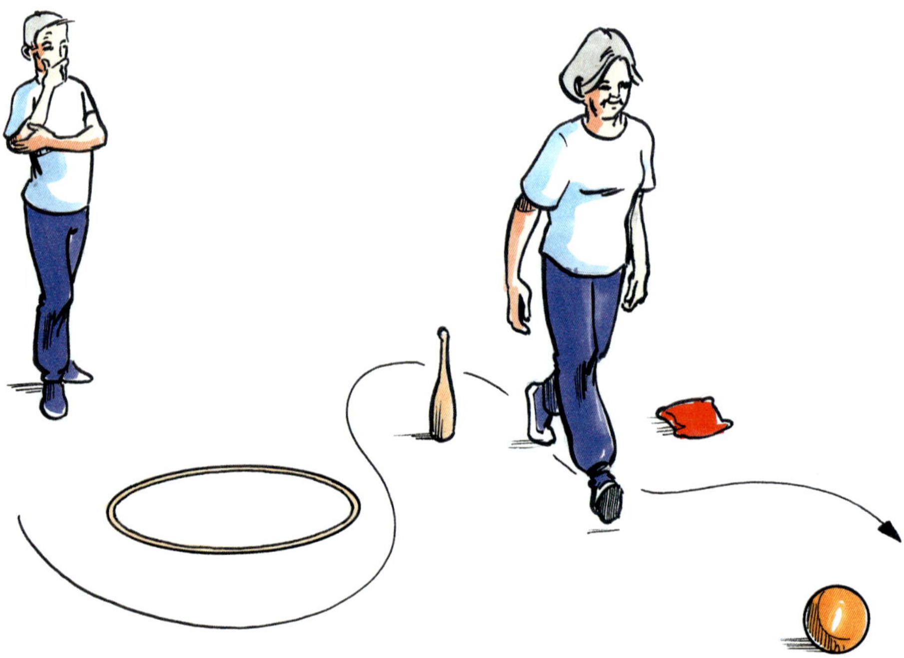

Spielerparlament

- Merkfähigkeit
- Konzentration

- kleine Zettel mit den Namen der Spieler
- je Teilnehmer 1 Hocker plus 1 Hocker extra

Die Teilnehmer bilden 2 Mannschaften und sitzen im Kreis. Ein Hocker im Kreis bleibt leer. Innerhalb des Hockerkreises werden die direkt nebeneinanderstehenden Hocker des Parlamentes bestimmt und markiert (etwas vom restlichen Kreis abgrenzen oder mit Hütchen, Springseilen o. Ä. markieren). Die Anzahl der Sitze im Spielerparlament ist abhängig von der Teilnehmerzahl. Bei bis zu 20 Teilnehmern 3 Parlamentssitze – bei mehr als 20 Teilnehmern 5 Sitze (immer eine ungerade Anzahl). Die beiden Mannschaften müssen sichtbar (z. B. durch hochgekrempelte Hosenbeine oder durch Parteibänder o. Ä.) gekennzeichnet sein.

Beide Mannschaften sitzen durcheinander im Kreis. Die Parlamentssitze werden von 1 oder 2 Spielern aus jeder Mannschaft besetzt – 1 Parlamentssitz bleibt frei. Ziel des Spiels ist es, das „Spielerparlament" mit den Spielern der eigenen Mannschaft zu besetzen. Gespielt wird nach dem Motto „Mein rechter, rechter Platz ist frei". Der Spieler, neben dem der rechte Platz frei ist, ruft den Namen des Spielers, der den freien Platz besetzen soll.
Vor Spielbeginn werden die Zettel mit den Namen der Spieler in einen Behälter gegeben und wahllos an die Teilnehmer verteilt. Die Teilnehmer dürfen diesen Namen nicht verraten. Wenn jetzt ein Spieler den freien Platz besetzen will und „Klaus" ruft, kommt nicht „Klaus", sondern derjenige mit dem Zettel „Klaus". Diese beiden Spieler tauschen nun ihre Zettel aus und alle anderen wissen, wer „Klaus" ist, nämlich derjenige, der gerade nach „Klaus" gerufen hat.
So kann es ganz besonders zu Beginn des Spiels dazu kommen, dass ein Parlamentssitz mit einem Spieler der gegnerischen Mannschaft besetzt wird. Nach und nach werden dann aber immer mehr Namen bekannt.
Die Mannschaft mit der besseren Konzentrations- und Merkfähigkeit wird durch geschickte Tauschaktionen als erste alle Sitze im Parlament einnehmen und das Spiel gewinnen.

Sprachlose Reihen

- Denkfähigkeit
- Kommunikation
- Wahrnehmung

Die Teilnehmer versuchen, sich nach dem Monat und dem Tag ihres Geburtstages in einer Reihe nebeneinander aufzustellen. Der Spielleiter sagt zu Beginn des Spiels deutlich an, an welcher Seite der Anfang bzw. das Ende der Reihe sein soll. Etwas schwieriger wird es, wenn dabei auch noch das Geburtsjahr berücksichtigt werden soll. Die Teilnehmer dürfen nicht miteinander sprechen. Allerdings dürfen sie sich beliebige Zeichen geben (z. B. Zahlen mit den Fingern zeigen, auf dem Rücken oder der Handfläche mit dem Finger schreiben, Kopf schütteln, Kopf nicken, ...). Die fertige Reihe wird zum Schluss auf ihre Richtigkeit überprüft, indem jeder laut sein Geburtsdatum nennt.

- Je nach Größe der Gruppe werden mehrere Gymnastikbänke aneinander geschoben. Bevor der Spielleiter das Spiel erklärt, sollen alle Teilnehmer auf den Gymnastikbänken stehen. Jetzt darf erstens nicht gesprochen und zweitens die Bank nicht verlassen werden.
- Mit verbundenen/geschlossenen Augen spielen; wenn mit verbundenen Augen gespielt werden soll, ist es ratsam, dass sich die Reihen zunächst nach einfacheren Ordnungsgesichtspunkten sortieren (z. B. Alter, Schuhgröße, ...).

Bei der Spielvariante auf den Bänken sind für Hilfestellungen (insbesondere bei den Platzwechseln) je nach Gruppengröße mehrere Spielleiter nötig.

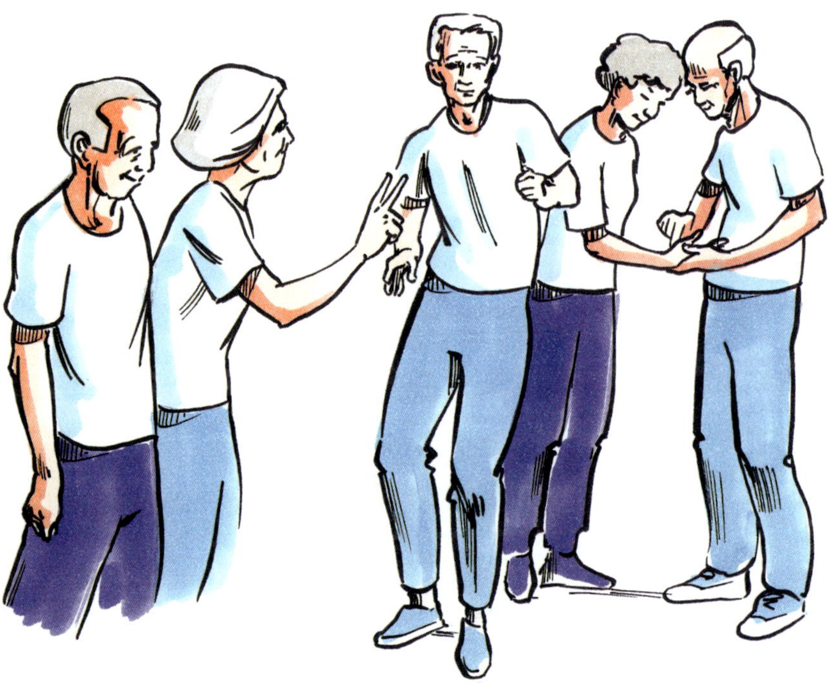

Ups die Sieben

- Denkfähigkeit
- Konzentration

Die Teilnehmer stehen oder sitzen im Kreis.

Die Zahlen 1–100 werden nacheinander reihum aufgesagt. Bei jeder Zahl, die irgendwie etwas mit 7 zu tun hat, darf diese Zahl nicht genannt werden, sondern jedes Mal wird stattdessen „ups“ gesagt. Es sollte vereinbart werden, dass die nächste Zahl innerhalb von 1–2 Sekunden gesagt werden muss. Wird zu lange gewartet, das „Ups“ an der falschen Stelle oder versehentlich eine Zahl gesagt, die irgendetwas mit 7 zu hat, bekommt der Spieler einen Minuspunkt. Es gewinnt, wer am Ende die wenigsten Minuspunkte hat.

Zu Beginn des Spiels muss der Spielleiter an Beispielen erklären, welche Zahlen irgendwie etwas mit 7 zu haben; nämlich auch dann, wenn sie durch 7 teilbar sind (z. B. 14, 21, ...) Das Spiel kann natürlich auch mit jeder anderen Zahl gespielt werden.

- Teilnehmer bewegen sich während des Zählens (z. B. in der ersten Runde Nachstellschritte nach rechts, in der zweiten Runde Nachstellschritte nach links)
- Gehen die Teilnehmer während des Zählens im Kreis (auf einer Kreisbahn), haben sie keinen Blickkontakt und müssen sich zusätzlich darauf konzentrieren, wann sie an der Reihe sind.

Tic-Tac-Toe

- Denkfähigkeit
- Konzentration
- Koordinative Fähigkeiten
- Kommunikation

- je Spielfeld 4 Springseile oder Physiobänder
- je Spielfeld 8 Sandsäckchen (in zwei unterschiedlichen Farben)

Mit den Springseilen wird ein Tic-Tac-Toe-Spielfeld auf den Hallenboden gelegt. 2 Springseile werden dafür parallel im Abstand von ca. 50 cm waagerecht nebeneinander gelegt. Die beiden anderen Springseile werden ebenfalls im Abstand von 50 cm senkrecht darüber gelegt. Daraus ergeben sich 3 x 3 quadratische Felder. Je nach Gruppengröße sollten mehrere Spielfelder aufgebaut werden (auch abhängig von den Materialien). Eine Abwurflinie wird im Abstand von etwa 8 m zum Spielfeld markiert.

An jedem Spielfeld spielen 2 Teilnehmer oder 2 kleine Mannschaften mit maximal 3 Teilnehmern gegeneinander. Eine Mannschaft spielt mit den roten, die andere mit den blauen Sandsäckchen.

Die Mannschaften stellen sich an der Abwurflinie auf. Abwechselnd versuchen die beiden Mannschaften, ihre Sandsäckchen in einem der freien Quadrate zu platzieren. Gelingt das nach 3 Versuchen nicht, bekommt die andere Mannschaft einen Punkt und das Spiel beginnt von vorn.
Die Mannschaft, die als erstes drei ihrer Sandsäckchen in eine Reihe, Spalte oder eine der beiden Diagonalen setzten kann, bekommt einen Punkt. Es gewinnt die Mannschaft, die als erste 3 Punkte erspielt hat.

- Wurfabstand vergrößern oder verkleinern
- Anstatt der Sandsäckchen können Bierdeckel, Koosh-Bälle oder Frisbeescheiben verwendet werden.

Wenn beide Mannschaften optimal spielen, kann es zu einem Unentschieden kommen.
Die Spielflächen lassen sich auch gut mit einfachem Kreppklebeband auf dem Hallenboden markieren.

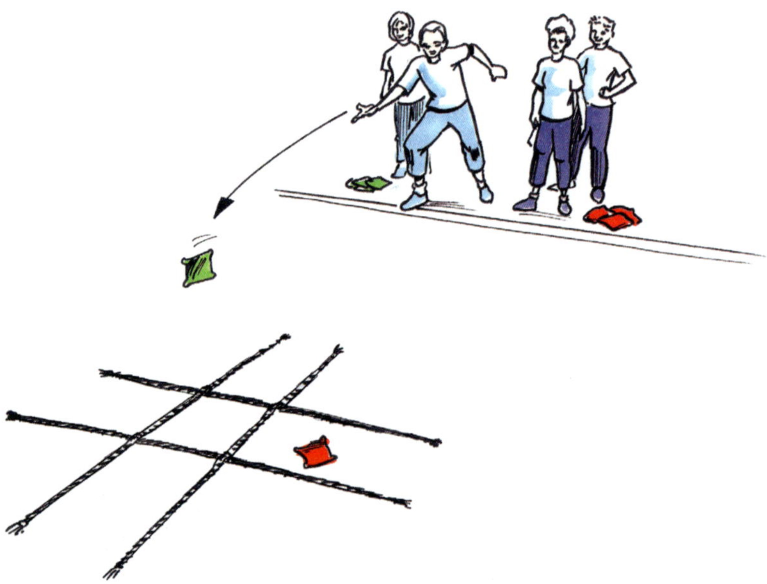

Abwärm- und Entspannungsspiele

Bei Abwärm- und Entspannungsspielen handelt es sich in der Regel um Spiele mit abnehmendem Bewegungsgrad, die keinen Wettkampfcharakter haben. Gespielt werden sie überwiegend zum Schluss einer Übungsstunde.

Ziele dieser Spiele sind unter anderem eine allmähliche Reduzierung der Herz-Kreislauf-Belastung und ein Absenken der Körpertemperatur. Allerdings stehen zum Stundenabschluss außer den körperlichen Aspekten insbesondere die sozialen und psychischen Aspekte im Vordergrund. Schließlich sollen die Teilnehmer mit einem möglichst positiven Gefühl aus der Übungsstunde gehen und sich auf das nächste Treffen freuen.

Um für ein allgemeines psychisches Wohlbefinden zu sorgen und das Gemeinschaftsgefühl zu stärken, sollten sich zum Abschluss einer Übungsstunde noch einmal alle Teilnehmer zu einer gemeinsamen Aktion zusammenfinden. Dazu eignen sich Abwärm- und Entspannungsspiele ganz hervorragend.

Um das Gemeinschaftsgefühl zu stärken, bieten sich Spiele an, die die kommunikativen und kooperativen Fähigkeiten fördern. Entspannungsspiele geben den Teilnehmern zum Ende der Übungsstunde die Möglichkeit, alles, was in der Stunde geschehen ist, noch einmal Revue passieren zu lassen, um anschließend ins Gespräch kommen zu können und sich auszutauschen.

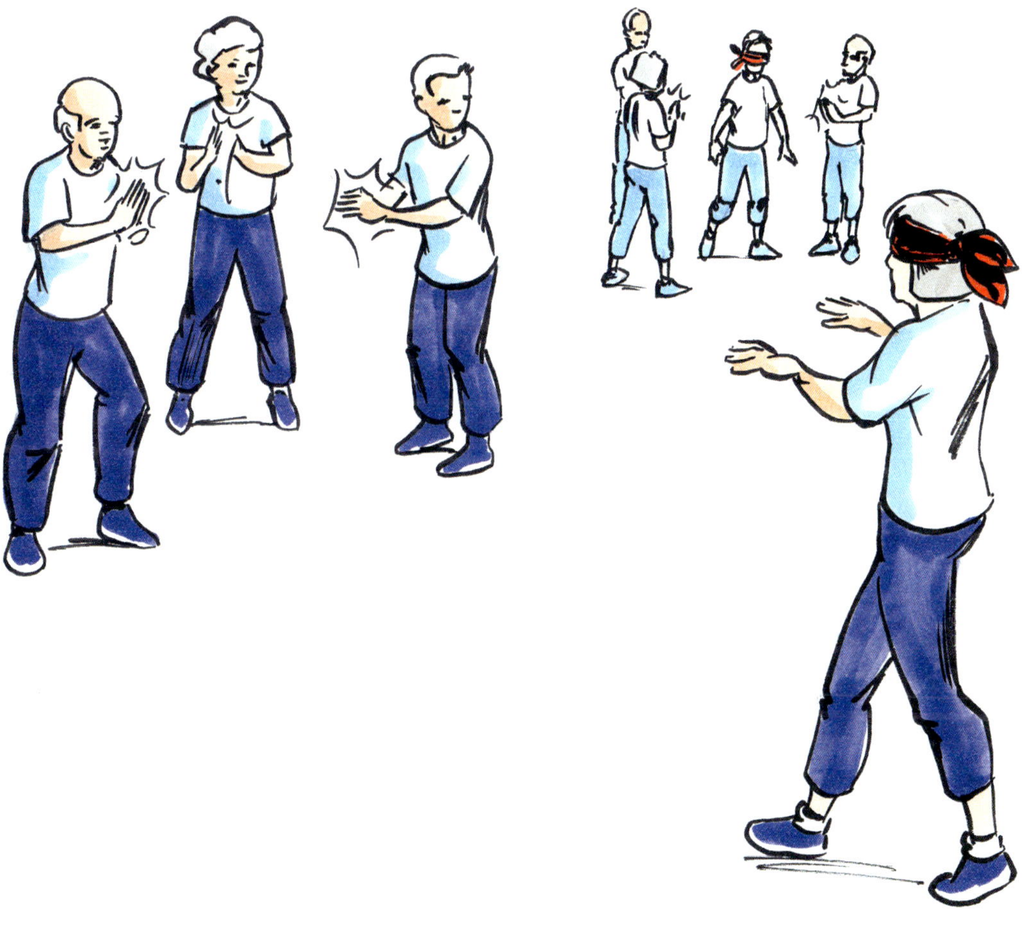

Berühren und Spüren

- Wahrnehmung
- Merkfähigkeit

- je Teilnehmer 1 Hocker
- je Paar 1 Igelball

Die Teilnehmer bilden Paare (A und B).
A steht oder sitzt, evtl. mit geschlossenen Augen, und B steht hinter A.

B berührt A mit dem Igelball an 4–5 Körperstellen. A erspürt die Stellen, versucht sich diese zu merken und nennt sie B möglichst in der richtigen Reihenfolge.
Spielzeit: ca. 3–5 Minuten

- Verschiedene Materialien verwenden (Tennisball, Sandsäckchen, Korken, ...)
- Anzahl der berührten Körperstellen erhöhen
- Berührung/Druck verstärken oder verringern

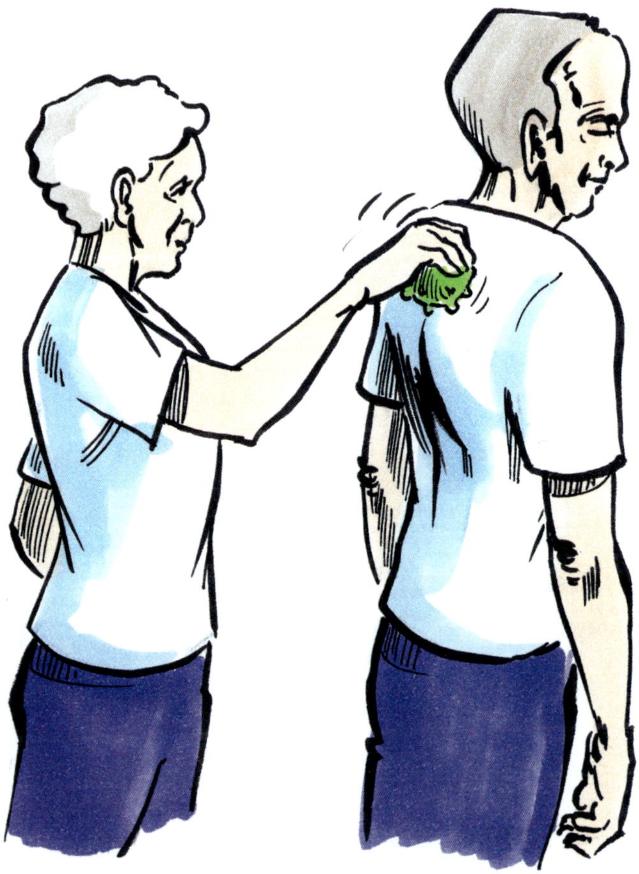

Gefühlstheater

- Kreativität
- Kommunikation

- vorbereitete Aufgabenkarten

Die Teilnehmer bilden 2 Mannschaften (A und B).
Diese Mannschaften stehen sich gegenüber.

Mannschaft A bekommt eine Karte gezeigt, auf der ein Gefühl genannt ist. Alle Teilnehmer der Mannschaft A stellen das Gefühl pantomimisch dar. Mannschaft B muss das dargestellte Gefühl erraten bzw. erkennen.

Wenn das Spiel mit Punktevergabe gespielt werden soll, könnte es sein, dass sich die Mannschaft A nicht besonders viel Mühe gibt, die Gefühle pantomimisch darzustellen. Schließlich bekommt ja die andere Mannschaft einen Punkt für das richtige Erkennen.

Soll es also bei diesem Spiel einen Sieger geben, müssen die beiden Mannschaften in zwei Gruppen geteilt werden. Immer ein Teil einer Mannschaft stellt das Gefühl dar und der andere Teil muss raten, nach jedem erratenen Gefühl wird gewechselt. Nach einer vereinbarten Zeit (von ca. 3–5 Minuten) ist die andere Mannschaft an der Reihe. Es gewinnt die Mannschaft, die in der vereinbarten Zeit die meisten Gefühle erraten hat.

Beispiele für Gefühle: Glück, Freude, Trauer, Wut, Angst, Eifersucht, Stolz, Arroganz, Neid, Neugier, ...

Doppeltes Denkmal

- Wahrnehmung
- Kommunikation

- Tücher zum Verbinden der Augen

Die Teilnehmer bilden 3er-Gruppen.

Es spielen immer 3 Teilnehmer zusammen in einer Gruppe. Einem Spieler jeder Gruppe werden die Augen verbunden. Ein anderer Mitspieler stellt, legt oder setzt sich als Denkmal in eine beliebige Pose. Der dritte Mitspieler macht nun möglichst genaue Angaben darüber, wie das Denkmal aussieht, während der blinde Mitspieler versucht, die Informationen genau umzusetzen, um die gleiche Position und Haltung einzunehmen wie das Denkmal. Ob eine eingenommene Position richtig oder falsch ist, darf der Mitspieler nicht sagen, sondern nur beschreiben (und wiederholen), wie das Denkmal steht, sitzt oder liegt.

Nach ca. 3 Minuten stoppt der Spielleiter das Spiel. Beide Denkmäler verharren in ihrer Position. Jetzt wird dem „blinden Denkmal" die Augenbinde abgenommen und das Ergebnis begutachtet.

In kleineren Gruppen kann es sinnvoll sein, dass die Rolle des beschreibenden Spielers von der gesamten Gruppe übernommen wird.

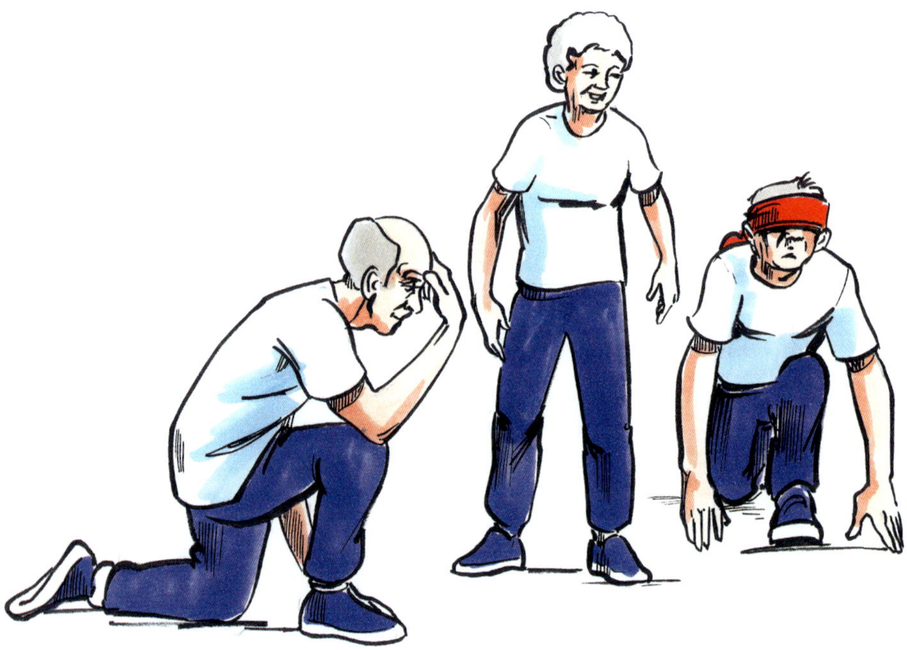

Kreismassage

- Wahrnehmung
- Entspannung

- je Teilnehmer 1 Igelball (oder 1 Tennisball)

Die Teilnehmer stehen im Kreis, alle mit der gleichen Schulter zur Kreismitte.

Die Teilnehmer stehen in einem engen Kreis, sodass jeder Teilnehmer die Schultern und Rücken des vor ihm stehenden Teilnehmers erreicht. Alle massieren der Person vor ihnen mit dem Ball den Rücken und die Schultern. Druck mit dem Ball direkt auf die Wirbelsäule muss dabei vermieden werden. Zu Beginn der Massage sollten sich die Teilnehmer untereinander austauschen und Rückmeldungen darüber geben, was sie als besonders angenehm oder vielleicht als unangenehm empfinden. Im weiteren Verlauf der Massage sollte dann aber nicht mehr gesprochen werden. Nach etwa 3–4 Minuten bedanken sich alle Teilnehmer bei ihrem Masseur – natürlich ebenfalls mit einer Massage.

Der Spielleiter kann Anregungen geben, z. B.: kreisende Bewegungen von innen nach außen, kleine kreisende Bewegungen auf der rechten Schulter, vorsichtig mit dem Ball den Rücken abklopfen, ...

- Anstatt mit einem Ball zu massieren, können Rücken, Schultern und Oberarme auch ausgestrichen oder abgeklopft werden.

Redensart – Pantomime

- Kreativität
- Kommunikation
- Denkfähigkeit

- vorbereitete Karten mit Redensarten

Es werden drei Mannschaften gebildet (A, B und C).

Mannschaft A bekommt eine Karte mit einer Redensart (Redewendung) gezeigt. Alle Spieler der Mannschaft A stellen das Sprichwort pantomimisch dar. Die Mannschaften B und C müssen das dargestellte Sprichwort erraten. Die Mannschaft, die als erste das richtige Sprichwort nennt, bekommt einen Punkt. Jetzt stellt Mannschaft B das nächste Sprichwort dar und A und C müssen raten. Zuletzt raten dann A und B, während Mannschaft C darstellt. So wird reihum weitergespielt. Das Spiel endet nach Ablauf einer vereinbarten Zeit oder nach einer vorher vereinbarten Anzahl von Sprichwörtern. Die Mannschaft mit den meisten erratenen Sprichwörtern gewinnt.

- Ohne Gewinner: Die Teilnehmer bewegen sich frei zur Musik in der Halle. Bei Musikstopp liest die Spielleitung ein Sprichwort vor, welches die Teilnehmer gemeinsam pantomimisch darstellen. Die Darstellungszeit sollte jeweils etwa 20 Sekunden dauern.
- Anstatt der Redensarten und Redewendungen Sprichwörter verwenden

Mögliche Redensarten:
Jemanden auf den Arm nehmen – Aus dem Nähkästchen plaudern – Jemandem einen Bären aufbinden – Eulen nach Athen tragen – Über den eigenen Schatten springen – Etwas ausbaden müssen – Jemanden abblitzen lassen – Sich etwas abschminken – Etwas aus dem Ärmel schütteln – Kein Blatt vor den Mund nehmen – Jemanden auf die Palme bringen – Etwas an den Haaren herbeiziehen – Den Teufel an die Wand malen – Etwas auf die lange Bank schieben – Eine Hand wäscht die andere – Jemandem unter die Arme greifen – Jemandem an den Karren fahren – ...

Sender und Empfänger

- Kooperation
- Wahrnehmung

- evtl. Tücher zum Verbinden der Augen

Es werden Gruppen mit je 4 Teilnehmern gebildet.

Die Mitglieder der Gruppen einigen sich zunächst auf ein gemeinsames akustisches Signal (z. B. Klatschen, Stampfen, Pfeifen, Piepsen, ...). Die Gruppen wählen jeweils 1 Teilnehmer, der den „Empfänger" spielt. Dem Empfänger werden die Augen verbunden (oder er schließt die Augen). Die anderen drei Teilnehmer stellen sich irgendwo in der Halle als Dreieck auf und sind die „Sender". Ziel ist es, dass der Empfänger später mittig im Dreieck steht. Die „Sender" sollen den Empfänger nur durch das vereinbarte Geräusch zur richtigen Stelle lotsen. Je nach Gruppengröße kann es dabei ganz schön laut und damit für den „Empfänger" auch recht schwierig werden. In dem Fall sollten dann abwechselnd nur jeweils 3–4 Gruppen gleichzeitig spielen.

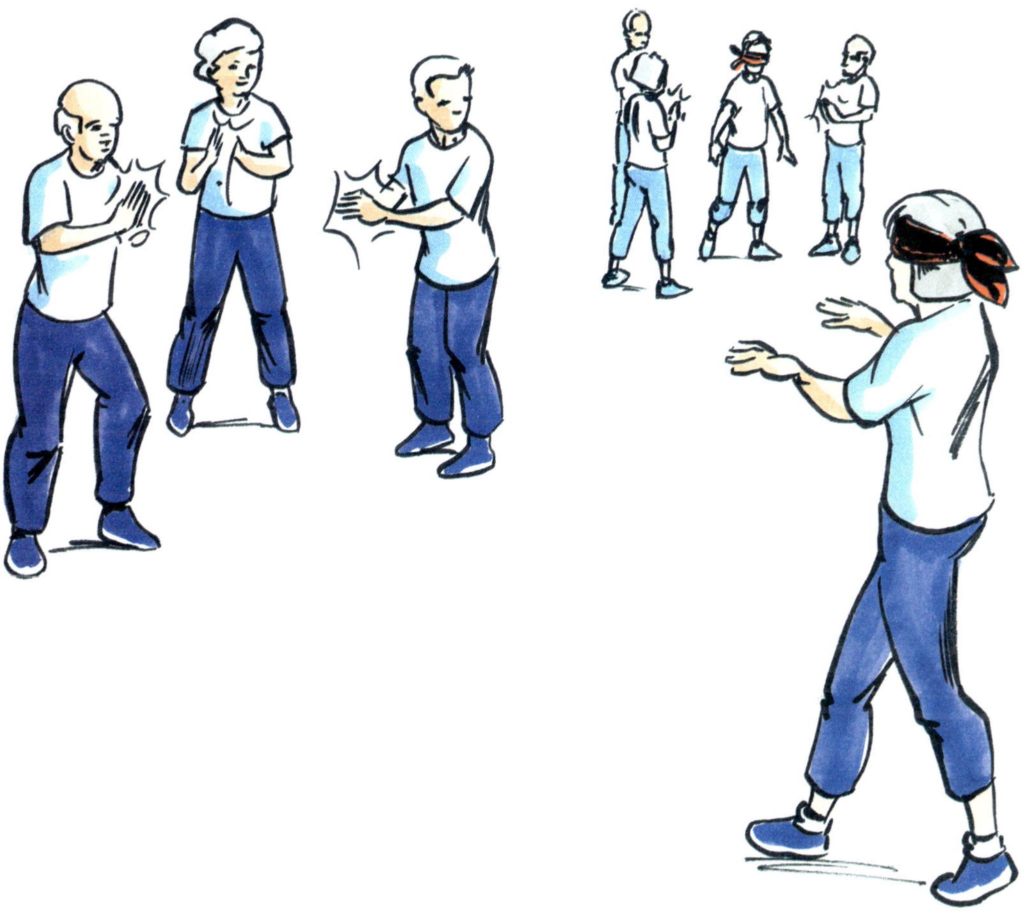

Spannungsfelder

- Wahrnehmung
- Entspannung

- Kreppklebeband für Markierungen
- Musik

Die Halle wird mit Kreppklebeband in 3 Felder aufgeteilt.

Die Teilnehmer gehen (evtl. nach einer ruhigen Musik) langsam in der Halle umher und durchqueren die verschiedenen Felder. Jedes der 3 markierten Felder entspricht einem „Spannungszustand“ (1 = möglichst angespannt, 2 = mittel und 3 = möglichst entspannt). In den verschiedenen Feldern sollen die entsprechenden Spannungszustände (angespannt, mittel, entspannt) von den Teilnehmern körperlich ausgedrückt bzw. erlebt werden.
Zum Schluss sollte den Teilnehmern ausreichend Zeit zur Verfügung stehen, über die Erfahrungen zu reden. Der Spielleiter achtet darauf, dass die Rückmeldungen nicht gewertet werden – es gibt kein „Richtig“ oder „Falsch“.

Spiegelpantomime

- Wahrnehmung
- Kooperation

Die Teilnehmer bilden Paare.
Die beiden jeweiligen Partner stehen sich im Abstand von ca. einem Meter voneinander gegenüber.

Es wird vereinbart, wer „Spiegelbild“ ist. Dann beginnt der Partner mit Bewegungen vor dem Spiegel. Das Spiegelbild macht alle Bewegungen spiegelverkehrt nach. Der Spielleiter fordert dazu auf, zunächst mit einfachen Bewegungen zu beginnen und den Schwierigkeitsgrad langsam zu erhöhen. Mit neuen Bewegungen sollte immer solange gewartet werden, bis die „Spiegelbilder“ durch Konzentration die alten imitiert haben. Nach 3–5 Minuten werden die Rollen getauscht.

- Während des Spiegelns nicht sprechen
- Den Abstand zum Spiegelbild immer mehr vergrößern

Wer war das?

- Wahrnehmung

- 1 weicher Softball

Die Teilnehmer stehen in einer Reihe nebeneinander (Abstand ca. 1 Armlänge rechts und links). 1 Teilnehmer steht mit dem Rücken zur Gruppe (Abstand ca. 6 m).

Ein Spieler aus der Reihe wirft den Ball so, dass der vor ihm Stehende getroffen wird. Der Getroffene dreht sich daraufhin so schnell wie möglich um und versucht zu erkennen, wer den Ball geworfen hat. Der Ballwerfer wird sich natürlich so verhalten, dass er möglichst nicht erkannt wird. Erkennt der Getroffene den Werfer nicht, dreht er sich wieder um und wird erneut angeworfen. Erkennt er den Werfer, tauscht er mit ihm den Platz.

- Abstand zwischen den Werfern verkleinern oder vergrößern

Da das Spiel mit einem weichen Softball gespielt wird, kann auf ein beliebiges Körperteil geworfen werden. Als Regel kann aber vereinbart werden, nicht an den Kopf zu werfen.
Bei größeren Gruppen (mehr als 8–10 Teilnehmern) sollte mit zwei kleinen Gruppen parallel gespielt werden.

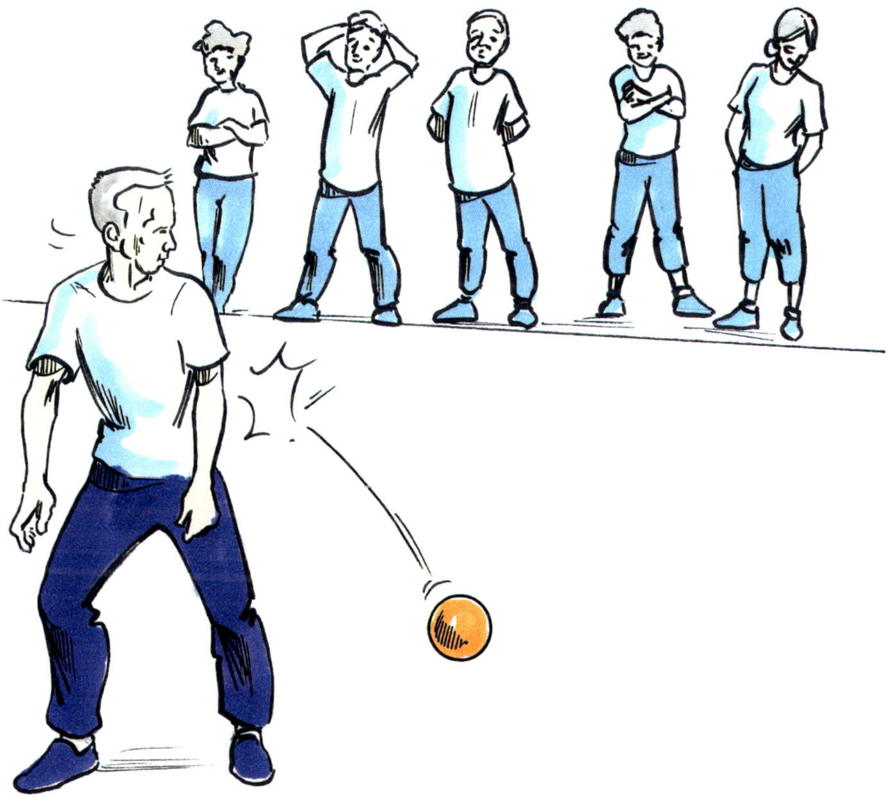

Literatur

Fritz, Jürgen: Mainzer Spielkartei, 255 Spiele. Erw. Auflage, Matthias-Grünewald-Verlag, Mainz, o. J.

Geis, Rüdiger: Sportspiele – leicht gemacht. Hofmann-Verlag Schorndorf (2009)

Hänsel, Matthias: Die Spielekiste. Dossenheim, 1999–2004

Hughes, J. D.: Gruppenspiele für viele. Verlag an der Ruhr, Mühlheim an der Ruhr (2008)

Huizinga, Johan: Homo Ludens. Vom Ursprung der Kultur im Spiel. Rowohlt Taschenbuch, Hamburg (2004)

Jasper, Bettina: Brainfitness. Meyer & Meyer Verlag, Aachen (1998), 2. Auflage 2008

Köckenberger, Helmut: Bewegungsspiele mit Alltagsmaterial. Verlag modernes lernen Borgmann Dortmund (1999) 4. Aufl. 2004

Lagerstrom, D. (Hrsg.): Fit durch Bewegungsspiele. Perimed-Fachbuch Verlagsgesellschaft (1983)

Schnelle, Dagmar (Hrsg.): Alte Spiele – Neu erfunden. Bewegungsspiele für Klein und Groß. Limpert Verlag Wiebelsheim (2005), 2. Aufl. 2006

Schöttler, Bärbel: Bewegungsspiele 50plus. Meyer & Meyer Verlag Aachen (1998), 3. Auflage 2006

Schöttler, Bärbel: Aktiv über 50, Baustein: Bewegungsspiele ab 50, LandesSportBund Niedersachsen e. V., Hannover (2000)

Schwäbischer Turnerbund (Hrsg.): Gymnastik, Spiel und Sport für Senioren, Hofmann-Verlag Schorndorf (1981) 183–234

Internet

www.singenundspielen.de

www.spielewiki.org

www.spielekiste.de

www.spielbox-online.de

Tabellarische Übersicht als Orientierungshilfe für eine Spielauswahl

Spielname	Erwärmung	Ausdauer	Koordinative Fähigkeiten	Kooperation	Geschicklichkeit	Denk- u. Merkfähigkeit	Abwärmung Entspannung	Konzentration / Wahrnehmung	Kommunikation	Seite
ABC-Staffel	●					●				15
2 vor – 1 zurück			●					●		43
Alternativ-Biathlon		●	●							32
Angestiftet			●					●		44
Balance-Akt			●	●	●			●		46
Ball in der Luft	●	●								33
Balla Balla			●							45
Ballbahnen			●			●		●		81
Becher-Scrabble			●			●				84
Becher türmen			●			●				82
Bechertennis			●							47
Beladen balancieren			●							52
Berühren und Spüren						●		●		96
Bewegungs-Koffer-Packen	●					●		●		16
Bierdeckel-Wurf			●							49
Blind zählen				●				●		66
Blinde Formen				●				●		67
Buchstabenlauf	●			●		●				17
Chinesisch essen			●	●	●					50
Decke wenden			●	●						68
Doppeltes Denkmal								●	●	98
Drei-Scheiben-Spiel			●							51
Elf Stäbe				●		●				83
Euro-Staffel			●		●					77
Fangtuch	●		●	●						18
Ferngesteuert				●				●		69
Figuren laufen	●	●	●					●		34
Flasche bewachen			●	●						48
Gefühlstheater									●	97
Ha Ha Ha			●							53
Handtuchrallye			●	●						54
Heiße Eisen			●		●					78
Impuls			●					●		55
Irre Pfeile			●					●		56
Ja-Nein-Spiel						●		●	●	85
Kastenhandball		●	●							35
Kegelvölkerball		●	●							36
Klatschball			●							57
Knöpfe sammeln			●	●						70
Knoten lösen					●					79
Kreis durchbrechen	●			●						19
Kreismassage							●			99

Spielname	Erwärmung	Ausdauer	Koordinative Fähigkeiten	Kooperation	Geschick-lichkeit	Denk- u. Merkfähig-keit	Abwärmung Entspan-nung	Konzentra-tion / Wahr-nehmung	Kommuni-kation	Seite
Kreuz, Pik, Herz, Karo	●					●				86
Kurzschluss	●		●							20
Matten-Mühle				●		●			●	87
Meine/Deine/Unsere Beine			●							58
Memory laufend	●					●				88
Mülltütenvolleyball			●	●						59
Pappteller-Tennis	●		●							21
Partnersuche	●					●			●	22
Post verteilen		●								37
Rad-Staffel	●									23
Redensart-Pantomime						●			●	100
Reifen-Memory	●	●				●				24
Rhythmus schlagen			●					●		60
Schenkel klopfen			●					●		61
Schnappschuss						●		●		89
Schwungvoll sortieren			●	●						71
Sehen und Gehen						●		●		90
Sender und Empfänger				●				●		101
Spannungsfelder							●	●		102
Spiegelpantomime				●				●		102
Spielerparlament						●		●		91
Spielfeld freihalten		●								38
Sprachlose Reihen						●		●	●	92
Squash-Ball	●		●							26
Stabballett			●					●		62
Steine transportieren	●		●							29
Tic-Tac-Toe			●			●		●		94
Transportlösungen			●	●						72
Tuchwanderung	●		●							27
Tunnelball		●	●							39
Umkreisen	●	●								40
Ups die Sieben						●		●	●	93
Verflixte Kreise			●					●		63
Verknotete Schlange			●	●						73
Wer war das?								●		103
Yin Yang			●					●		64
Zahlenlauf	●	●								41
Zauberkugel	●	●								28
Zeitung wedeln	●		●							25
Zusammenhalt			●	●				●		74
Zwei Leute – Zwei Hände			●	●						75
Zwinkern	●		●					●		30

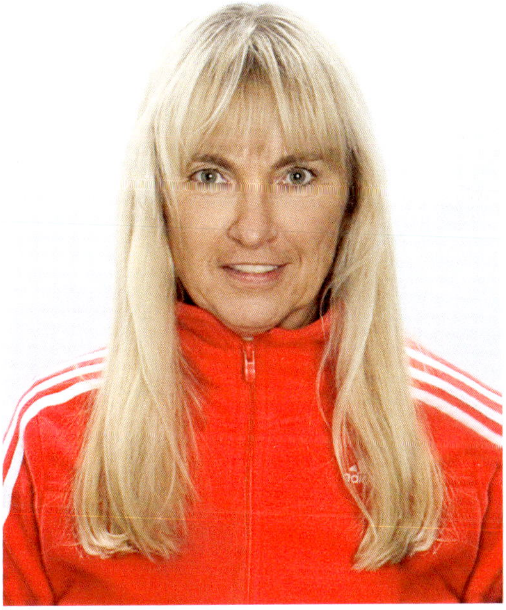

Über die Autorin

Tina Pfitzner arbeitet als Dozentin für Pflegeberufe und als Referentin für Themen rund um Gesundheitsförderung, Sturzprophylaxe sowie Gehirn- und Gedächtnistraining. Zu diesen Themen hält sie Vorträge und Workshops auf Kongressen und Fachtagungen. Seit 25 Jahren ist sie Übungsleiterin und seit mehr als 15 Jahren in der Aus- und Fortbildung von Übungsleitern im Breitensport tätig. Sie engagiert sich ehrenamtlich im Niedersächsischen Turner-Bund für die Belange der Älteren im Turnen.

Frischer Wind

für alle Sportstunden...
...mit den erfolgreichen Praxisbüchern!

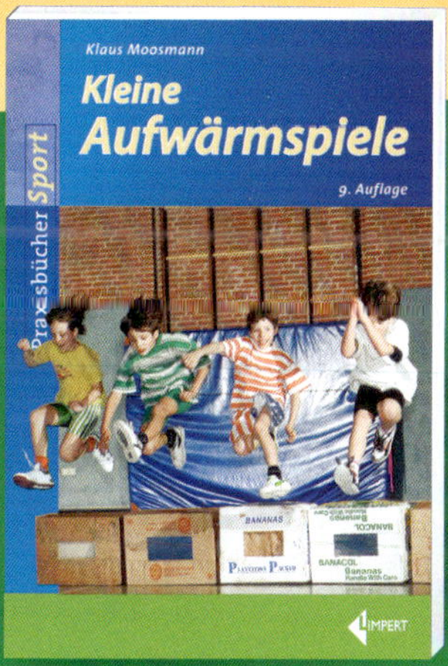

Klaus Moosmann
Kleine Aufwärmspiele
9. Aufl. 2014. 112 S., 43 farb. Abb., Kt.
ISBN 978-3-1891-1,
Best.-Nr. 343-01891 € 16,95

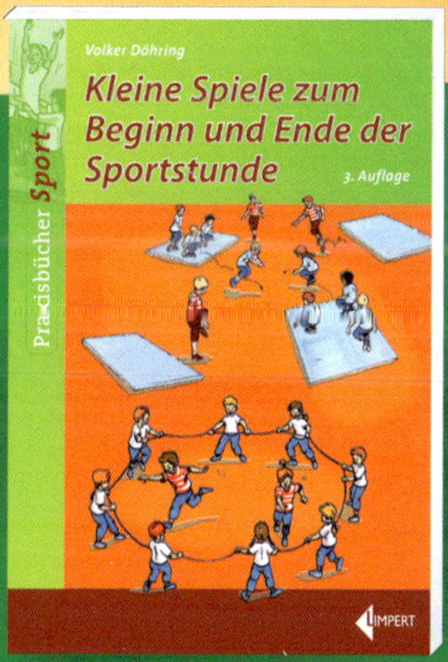

Volker Döhring
Kleine Spiele zum Beginn und Ende der Sportstunde
3. Aufl. 2017. 104 S., 51 farb. Abb., Kt.
ISBN 978-3-7853-1941-3,
Best.-Nr. 343-01941 € 12,95

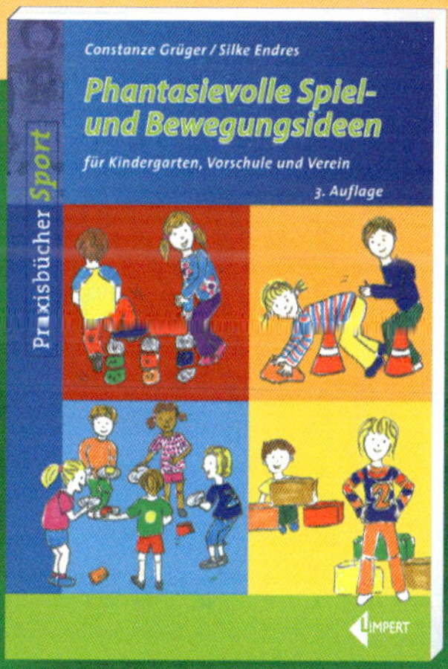

Constanze Grüger/Silke Endres
Phantasievolle Spiel- und Bewegungsideen
für Kindergarten, Vorschule und Verein
3. Aufl. 2011, 96 S., 81 farb. Abb., kt.,
ISBN: 978-3-7853-1852-2,
Best.-Nr.: 343-01852 € 9,95

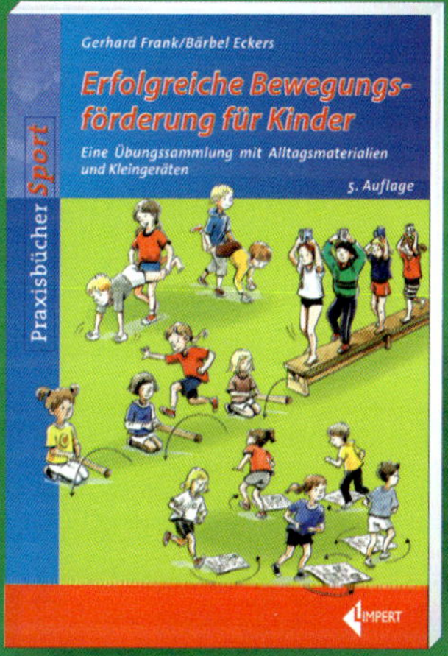

Gerhard Frank/Bärbel Eckers
Erfolgreiche Bewegungsförderung für Kinder
Eine Übungssammlung mit Alltagsmaterialien und Kleingeräten
5. Aufl. 2011. 136 S., 114 farb. Abb., 31 s/w-Abb., Kt.,ISBN 978-3-7853-1831-7,
Best.-Nr. 343-01831 € 16,95

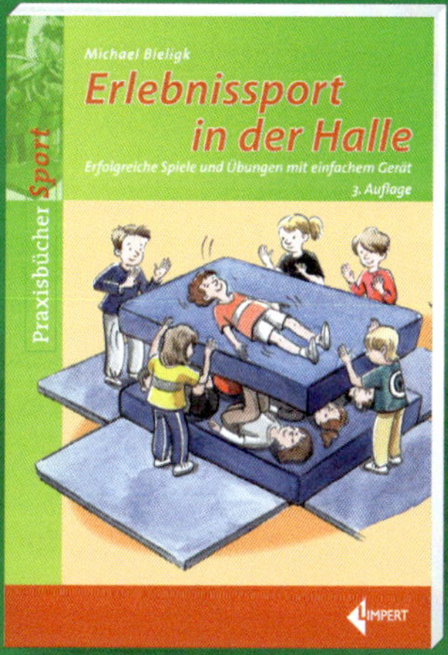

Michael Bieligk
Erlebnissport in der Halle
Erfolgreiche Spiele und Übungen mit einfachem Gerät
3. Aufl. 2015. 112 S., 40 farb. Abb., 9 Tab., Kt.
ISBN 978-3-7853-1902-4,
Best.-Nr. 343-01902 € 16,95

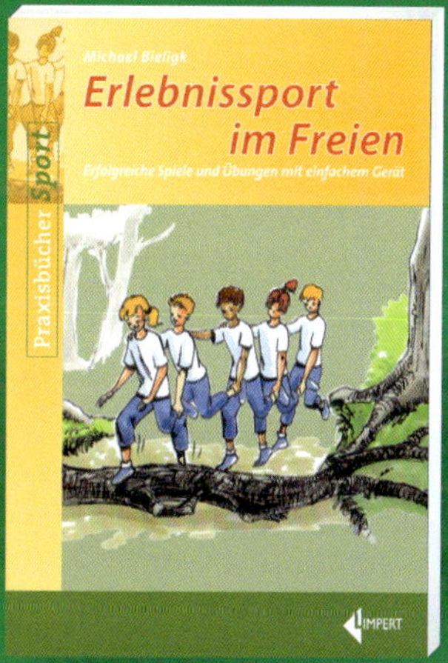

Michael Bieligk
Erlebnissport im Freien
Erfolgreiche Spiele mit Naturgegenständen
2011. 112 S., 48 farb. Abb., Kt.
ISBN 978-3-7853-1843-0,
Best.-Nr. 343-01843 € 6,95

Preisstand 2016, Änderungen vorbehalten.

Gleich mit anfordern! Gesamtprogramm
Für erfolgreiche Sport- und Trainingsstunden

LIMPERT PRAXISBÜCHER

Limpert Verlag GmbH · Industriepark 3 · 56291 Wiebelsheim · Tel. 06766/903-160 · Fax 06766/903-320
E-Mail: vertrieb@limpert.de · www.limpert.de